スマホ・PCで聴ける！
一番最初に読みたい
ナースのための
肺の聴診

洛和会音羽病院呼吸器センター所長
長坂行雄［著］

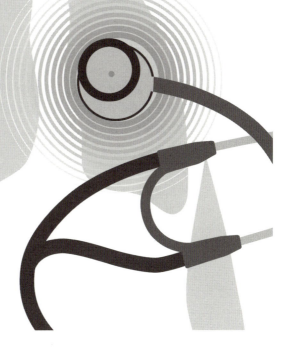

金芳堂

序文

　聴診に興味を持ったのは卒業後に循環器の研修を受けていた頃です．心音は坂本二哉先生の大著により体系化されていました．当時の解析機器では，周波数の高い肺音の解析は難しく，東京大学，慶應大学，奈良医大などで先進的な研究がおこなわれていたものの，臨床現場での活用は困難でした．

　卒後5年ほどで診療の主体が呼吸器になり，沖縄県立中部病院の宮城征四郎先生，コロラド大学のペティー教授，ネット看護師長のご指導で肺の聴診にも興味を持ちました．近畿中央病院（現，近畿中央胸部疾患センター：近中）で呼吸管理を始め，毎朝ナース，理学療法士とラウンドし，蓄痰した痰の量や色を見ながら何十人もの聴診を10年も続けると，痰の有無，固さなど自然に分かります．しかし，「自分はこう聴こえる」というだけで，少人数に教えることはできても多くの人に伝えることは困難です．近畿大学に移り，日本医大の工藤教授が開発された「肺音計」を入手し，それまでの経験を学会や論文で発表できるようになり，肺音や身体所見について講演する機会も増えました．

　朝早くからの回診に付き合い，詳細な蓄痰の記録をまとめていただいた近中のナース，中でも吉野邦子，久米早苗，大澤増子の諸姉に感謝します．近大では保田昇平先生に助けられ，南和歌山医療センター小児科の土生川千珠先生，南福岡病院の下田照文先生と喘息を対象とする共同研究も始まり，どちらも多数の論文となっています．現在の洛和会音羽病院でも，土谷美知子部長，中西陽祐先生をはじめ多くのスタッフに助けられ，肺音研究を続けています．

この間，肺音研究会，世界肺音学会（ILSA：International Lung Sound Association）にも加えていただき，工藤翔二先生のご指導もいただいて2013年には第38回のILSAを京都市で開催しました．金芳堂の黒澤健氏にご提案と助言をいただき，本書をまとめることができました．ご厚誼をいただいた皆様に心より感謝します．

　この本はネット師長に教えられ，近中のナースと毎日の呼吸管理で聴診し続けた経験が根幹にあります．本書が看護師諸兄姉をはじめとする読者の毎日のケアと，患者さんたちの幸せに結びつくように願っています．

平成28年12月吉日

洛和会音羽病院
長坂行雄

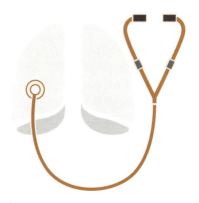

目次

chapter 1 聴診のしかた ……………………………………… 1

1 聴診器の選び方 ……………………………………… 2
- 1.1 購入時のチェックポイント ……………………… 3
- 1.2 聴診器のメインテナンス ………………………… 4

2 聴診器の当て方と呼吸のコントロール ……………… 6
- 2.1 聴診器の当て方 …………………………………… 6
- 2.2 聴診器の持ち方 …………………………………… 7
- 2.3 呼吸のコントロールのしかた …………………… 8

3 聴診する部位 ………………………………………… 9
- 3.1 ルーチンの聴診部位 ……………………………… 9
- 3.2 聴き落としてはならない音と部位 ……………… 11

chapter 2 肺音の分類 ……………………………………… 13

1 呼吸音 ………………………………………………… 15
2 副雑音 ………………………………………………… 16
- 2.1 断続性ラ音 ………………………………………… 16
- 2.2 連続性ラ音 ………………………………………… 16
- 2.3 その他の音 ………………………………………… 16

chapter 3 呼吸音はどのように発生するの？ ………… 17

1 肺と気管支の構造 …………………………………… 18
2 呼吸音が発生する仕組み …………………………… 19
- 2.1 発生 ………………………………………………… 19
- 2.2 伝導 ………………………………………………… 21

3 呼吸音が変化する仕組み …………………………… 22
- 3.1 発生の観点から …………………………………… 22
- 3.2 伝導の観点から …………………………………… 23

まとめ

聴診器の選び方 ……………………………… 5	気管支喘息の肺音 …………………………… 64
聴診器の当て方と呼吸のコントロール …… 8	COPDの肺音 ………………………………… 65
聴診する部位 ………………………………… 12	人工呼吸管理の聴診 ………………………… 68
呼吸音が発生する仕組み …………………… 21	閉塞性換気障害と肺音 ……………………… 72
呼吸音が変化する仕組み …………………… 23	拘束性換気障害と肺音 ……………………… 74
正常呼吸音 …………………………………… 28	拡散障害と肺音 ……………………………… 76
呼吸音の異常 ………………………………… 37	肺野浸潤影と肺音 …………………………… 78
連続性ラ音 …………………………………… 50	肺門陰影と肺音 ……………………………… 79
クラックル（断続性ラ音） ………………… 55	びまん性陰影と肺音 ………………………… 81
肺炎の肺音 …………………………………… 60	胸部X線異常のないとき …………………… 83
間質性肺炎の肺音 …………………………… 62	一目瞭然！肺音と病態の関係 ……………… 84

chapter 4 肺音のいろいろ …… 25

1 正常呼吸音 …… 26
    1.1 肺胞音 …… 26
    1.2 気管支音 …… 27

2 呼吸音の異常 …… 29
    2.1 気管支音化 …… 29
    2.2 呼吸音の減弱 …… 34

3 副雑音 …… 38
    3.1 連続性ラ音 …… 39
        3.1.1 ウィーズ …… 39
        3.1.2 ランブル …… 47
    3.2 断続性ラ音（クラックル） …… 51
        3.2.1 ファイン・クラックル …… 51
        3.2.2 コース・クラックル …… 53
    3.3 その他の副雑音 …… 56
        3.3.1 胸膜摩擦音 …… 56
        3.3.2 Hamman's sign あるいは Hamman's crunch …… 56
        3.3.3 握雪音 …… 56

chapter 5 疾患・病態と肺音 …… 57

1 肺炎 …… 58
2 間質性肺炎 …… 61
3 気管支喘息 …… 63
4 慢性閉塞性肺疾患 …… 65
5 人工呼吸管理の聴診 …… 66
    5.1 気道分泌物の貯留 …… 66
    5.2 肺炎の合併 …… 67
    5.3 気胸 …… 67

chapter 6 肺機能と肺音 …… 69

1 閉塞性換気障害と肺音 …… 70
2 拘束性換気障害と肺音 …… 73
3 拡散障害と肺音 …… 75

chapter 7 胸部 X 線・CT と肺音 …… 77

1 肺野浸潤影と肺音 …… 78
2 肺門陰影と肺音 …… 79
3 びまん性陰影と肺音 …… 80
4 胸部 X 線異常のないとき …… 82

参考文献 …… 86
索引 …… 87

Memo
1. 肺音のカタカナ表記 …… 14
2. 正式名称 …… 15
3. レイノルズ数 …… 19
4. 白色雑音（white noise） …… 26
5. 低調ウィーズとロンカイ …… 39
6. スクオークとスクイーク …… 47
7. ランブル …… 47
8. ロンカイ …… 48

本書で解説している肺音を
インターネットで音の波形を見ながら
お聴きいただけます！

**スマホ
タブレット
PC
対応！**

肺音は，呼気・吸気に伴い変化しますが，音量の変化は微細で，音の高低の変化に特徴があります．そのため，ただ音を聴くだけでは，音の特徴をつかむことは簡単ではありません．また，心音図でよく見られるような音量の波形のみでは，音の変化を把握することが困難です．

そこで，本書では『Lung Sounds Analyzer』という肺音解析システムで得られた波形画面〔本文中にも掲載しています（☞ 32 ページ，図 4.6 など）〕を使い，下記のような波形とともに音を聴いていただけるよう特設サイトを公開しました．

- 呼気・吸気のタイミングが見える（＝換気曲線）
- 音の高低の変化が見える（＝サウンドスペクトログラム）
- 音量の変化が見える（＝音量波形）

本書の次のマーク 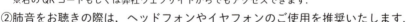 4.01 がついている肺音を上記の波形とともに公開しております．

① 特設サイトの URL は以下になります．

http://www.kinpodo-pub.co.jp/lungsounds/

※右の QR コードもしくは弊社ウェブサイトからでもアクセスできます．

② 肺音をお聴きの際は，ヘッドフォンやイヤフォンのご使用を推奨いたします．

※閲覧環境について（2016 年 12 月現在）

以下の環境での閲覧を確認しておりますが，お使いの端末・環境によっては閲覧できない可能性もございます．また，インターネットへの接続環境によっては音・画面が乱れる場合がございますので，あらかじめご了承ください．

OS	version	ウェブブラウザ（基本的には <video> タグをサポートしているウェブブラウザにて閲覧できます）
Windows	7 以降	Internet Explorer 11，Chrome，Firefox
Mac	10.6.8 以降	Safari，Chrome，Firefox
Android	5.0 以降	Chrome
iOS	5.1 以降	Safari

ブラウザは最新のバージョンにアップデートしてください．

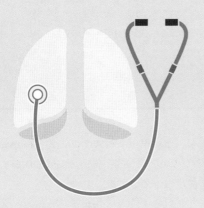

chapter 1

聴診のしかた

> 聴診器は，肺音を聴きやすいものを選びましょう．持ち方，当て方でも聴こえ方は大きく違います．本章を読んで練習してください．
> ルーチンに聴診する場所では，それぞれ，よく聴かれる肺音が異なります．これに患者さんごとに必要な聴診部位を加え，呼吸をコントロールしながら聴診すると聴き落しが少なくなります．

1 聴診器の選び方
　1.1 購入時のチェックポイント
　1.2 聴診器のメインテナンス
2 聴診器の当て方と呼吸のコントロール
　2.1 聴診器の当て方
　2.2 聴診器の持ち方
　2.3 呼吸のコントロールのしかた
3 聴診する部位
　3.1 ルーチンの聴診部位
　3.2 聴き落としてはならない音と部位

chapter 1 聴診のしかた

1 聴診器の選び方

聴診器には，リットマン型（図1.1），ラパポート・スプレーグ（Rappaport-Sprague）型（図1.2）と最近ではシングルヘッド型（図1.3）があります．聴診器のパーツには図1.1のように名前がついています．

図1.1 リットマン型の構造

チェストピース（❶）は膜型とベル型（見えているほう）の切り替えができます．チューブは耐久性のよいプラスチックです．
ビノーラル（❷）のバネの部分（❸）がねじれにくいと，耳に当たる部分がズレなくて使いやすいと思います．
ビノーラルとチューブの接続部（❹）は，しっかりして回りにくいものを選びます．
イアーチップ（❺）は柔らかく外部音を遮断できるものがよいのですが，柔らかいと外れて落ちやすいので気を付けましょう．

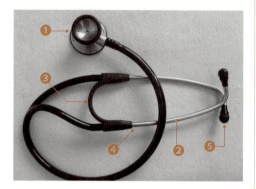

図1.2 ラパポート・スプレーグ型の構造

チェストピース（❶）の部分は膜型とベル型の切り替え，チューブはゴム製です．イアピースのバネの部分（❷）がねじれにくく，少し重くても使いやすいと思います．

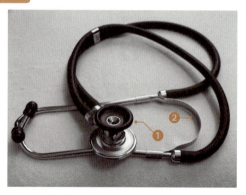

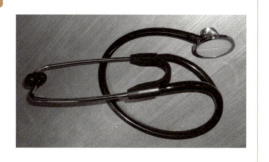

図1.3　シングルヘッド型の構造

リットマン型ですが，チェストピースは膜面のみです．写真はステレオ聴診器で膜面に割線が見えます．左右の耳に別々の音が伝わり立体的な感じになります．

それぞれ良い点があります．

一番よく使われているリットマン型は軽く，持ち運びもしやすく，ベルもついています．ベルは乾燥皮膚の人の聴診にも役立ちます．

ラパポート・スプレーグ型は少しかさばって重いのですが，持ち運びに不自由なほどではありません．イアピースの位置が安定していて耳に当てるときに安心感があります．

シングルヘッド型は，ICUや高齢者の寝たままのケアが多ければ，背中の下に聴診器を差し込むのに便利です．ベルはついていませんが，最近は膜型の皮膚との接着面の材質の改良でこすれ音も気にならなくなっています．

いずれも製品にばらつきはないので，実際に買おうとする機種を触ってみましょう．次の項目を参考にしてください．

1.1　購入時のチェックポイント

① ビノーラルのバネの部分（図1.1 ❸）がねじれにくく，ビノーラルとチューブの接続部（図1.1 ❹）がしっかりして簡単に動かないものを選びます．バネがねじれたり，接続部が動いたりすると，持つたびに，耳に当てる位置がズレて聴診しにくくなります．

② イアピースの耳に当たる部分（イアーチップ）が感じよくフィットすること．周辺のノイズの遮音も大事です．柔らかいとフィット感はよくても外れやすいので，確かめてください．上位機種では，交換用のイアーチップがついています．

③チェストピースは膜（ダイアフラム）面が皮膚にピタッとする感じが大事です．サラッとした感じの膜面だとこすれ音が発生しやすくなります．膜面の接着性がよいと，シングルヘッド型（図1.3）でも大丈夫です．
④チューブは耐久性のよいプラスチック（ゴム製もある）です．管壁の厚みがあるほうが内腔は閉塞しにくいので，あまり細くないほうがよいと思います．
⑤聴診器の音の特性で比較的高音がよく聴こえる聴診器（代表はケンツメディコ）と，低音がよく聴こえる聴診器（代表はリットマン）があります[1]．

Note　**肺音を聴くには高音が聴こえるほうが聴きやすく**，心音は低音に強いほうが聴きやすくなります．電子聴診器は低音がより強調されるので，肺音の聴診はしにくいと感じます．

聴診器は少々のガタツキがあっても，持ち方，当て方に気を付ければ聴診できます．しかし，毎日使う大事な道具です．気持ちよく使える聴診器を選んでください．聴診の記録も，使い慣れた聴診器は安心して所見を比較できます．聴診器は，毎日使って短くても5年，長ければ10年以上使えます．

聴診で一番大事なのは，昔からいわれているように **between ear pieces ＝ 聴診する人の耳と頭脳** です．肺音の成り立ちを知り，どのように聴こえる音を予測するかが分かれば聴診器の性能を活用できます．

1.2　聴診器のメインテナンス

何年も使っていると，聴診器のチェストピースががたついたりします．リットマン型だと買い替えの時期です．ラパポート・スプレーグ型（図1.2）は，ゴム管が傷んでチェストピースとの接続がゆるくなったりします．プラスチック製のチューブに比べると少し傷みが早いけれど，端（図1.4）を1cmほど切ればまた同じように使えます．チェストピースの膜面，ベル面もねじで締めたり，取り換えたりできて，少しの手入れで10年以上使えます．私の一番古い聴診器はラパポート・スプレーグ型で1978年に購入しました．ゴムチューブを数回交換しましたが，今でもふつうに使えます．

> **図1.4** ラパポート・スプレーグ型のゴムチューブと
> チェストピースとチューブの接続部

傷んでヘッドとの接続がゆるくなれば，ゴムチューブの端（❶）を1cmほど切ればまた同じように使えます．2本とも同じように切りそろえます．ゴム管を差し込む突起部分（❷）も，ゆるんだらねじ込めます．

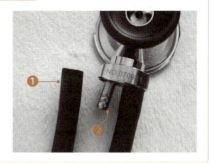

　ずっと使っているとほんの少しですが，ベル面の穴（図1.5）とイアーチップの穴からホコリが入ります．聴きにくくなったり，雑音の原因になることがあるので，時々膜面を開けて掃除しましょう．ゆるみやガタツキの確認もできます．

> **図1.5** ベル型のチェストピース

ベル面の穴（❶）からとイアーチップの穴からもほんの少しですが，ホコリが入ります．膜面のピース（❷）を外して中を掃除すると細かいホコリなどが取れ，ゆるみやガタツキの確認もできます．

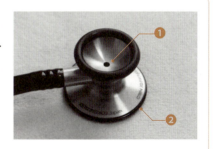

まとめ
聴診器の選び方

- 聴診器には，リットマン型，ラパポート・スプレーグ型，シングルヘッド型などがある．
- 適切にメインテナンスすれば，10年以上使うことができる．
- 聴診で重要なのは，between ear pieces ＝聴診する人の耳と頭脳である．

chapter 1 聴診のしかた
2 聴診器の当て方と呼吸のコントロール

2.1 聴診器の当て方

聴診器は，体形や皮膚の状態を見てズレないように当てます．当てる強さはしっかり，ピタッと，という感じです．皮膚に押した痕が少し残る程度の強さ（図1.6）ですが，痛くないように気を付けます．聴診を教えながら患者さんに聞くと**研修医や学生の当て方は少し弱いことが多い**ようです．

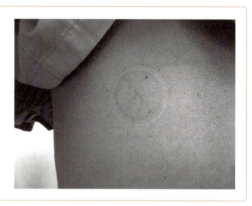

図1.6 皮膚に押した痕が少し残る程度の強さ

しっかりと，呼吸に合わせて聴診部位の圧が一定で，ズレもないように当てると聴きやすくなります．通常は音が大きく聴こえる膜面を使います．心音の聴診もほぼ同じですが，3音や4音など低調（ピッチの低い）な心音を聴くときにはベル面をゆるく当てます．音を聴く，というより振動を感じる，と考えるとよく分かります．

2.2 聴診器の持ち方

聴診器は，自由にヘッドの向きや当たり具合をコントロールできるように持ちます（図1.7）．臥床したままで体動が難しい患者さんでは，チェストピースを指で挟むように（図1.8）持ち，手背で敷布団を押し下げるようにして背部に滑り込ませます．ICUなどで人工呼吸中の患者さんのケアにはシングルヘッド型が便利です．高齢者など，皮膚がカサカサだと膜面からこすれ音が出やすくなります．**ベル面をしっかりと押し当てるとこすれ音は消えます．**

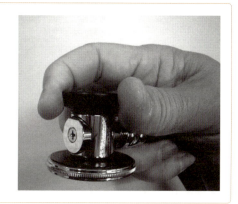

図1.7　持ち方

聴診器は，自由にヘッドの向きや当たり具合をコントロールできるように持ちます．

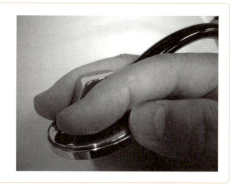

図1.8　挟む場合

チェストピースを指で挟むように持つと，臥床したままで体動が難しい患者さんでも背中の下に聴診器を差し込みやすくなります．

2.3　呼吸のコントロールのしかた

　肺音の聴診では呼吸のコントロールも大事です．安静呼吸では，ほとんど肺音は聴こえません．自分の胸に聴診器を当てて，そっと呼吸をするとまったく音が聴こえないことが分かります．実際の聴診では，少し大きく息をさせます．
　私は最初に患者さんに，「これくらいの大きさで，……」と少し肩が持ち上がるくらいの大きさで呼吸をしてみせます．毎分15回程度の速さです．分かりにくそうであれば，自分もその動きを続けながら聴診します．ウィーズが予測されるのに聴こえない場合は，大きい呼吸，とくに呼出を強くしっかり最後まですると聴こえやすくなります．クラックルはより深い吸気でよく聴こえます．

　左右交互に胸郭とともに動く聴診器を意識し，呼吸の大きさを感じながら聴診します．呼吸音の左右差が気になるときは胸郭の動きに差がないか，気を付けます．集中するときには目を閉じて，肩や上腕を触って，呼吸の動きを感じるとともに，呼吸をコントロールしながら聴診します．目を閉じても呼吸運動が分かるので集中できます．

　必要があれば，「呼吸をもう少し大きく」「もう少し速く」など指示します．気管支を流れる気流が速くなると，音が大きくなります．クラックルなどが，腸雑音や時には心音と紛らわしいときは，少し息を止めれば肺音でないことが確認できます．

　このように注意して聴診すると聴診所見は有力な判断材料になります．どの程度の呼吸で雑音が出るか，消えるかの記録は難しいのですが，記憶にはある程度残るので，改善，悪化の判断材料になります．

まとめ
聴診器の当て方と呼吸のコントロール

- 聴診器は，皮膚に押した痕が少し残る程度の強さでピタッと当てる．
- ヘッドの向きや当たり具合を自由にコントロールできるよう持つ．
- 肺音は安静呼吸ではほとんど聴こえないので，少し大きく息をしてもらい，呼吸をコントロールしながら聴診する．

chapter 1　聴診のしかた

3 聴診する部位

　正常呼吸音は左右対称に，同じように聴こえます．左右を交互に比べながら聴いていきます．ふつうは坐位で，前胸部で4か所，後ろ胸部で4か所聴きます（図1.9，☞10頁）．病変が予測できる部位があれば，さらに何か所か聴きます．

3.1　ルーチンの聴診部位

　前胸部，両側の鎖骨の下の部分（図1.9 ❶❷）は，喘息でよくランブルの聴こえる部位です．わずかな音のことが多いので，肩が上がるような大きな息をゆっくりさせて慎重に聴きます．吸入ステロイドを使っていても一番気道炎症がとれにくい部分だと思います．患者さんに聴かせて，ここまで吸入薬がしっかり届くように大きく吸いましょう，などと説明するとよく分かるようです．

　前胸部下部（図1.9 ❸❹）は，右は中葉，左は舌区に当たる部位で，風邪や花粉症などで鼻炎があるとランブルが聴かれます．

　背部では，上部（図1.9 ❺❻）は肩甲骨があって聴きにくいし，肺尖部は換気も少ないのであまり所見はありません．肩甲骨の内側で念のために聴いておきます．呼気がはっきり聴こえても，左右対称なら正常です．

　肺底部（図1.9 ❼❽）は，思ったよりも低い位置です．間質性肺炎ではファイン・クラックルが聴かれます．ファイン・クラックルが聴診器何個分の幅（1個は約5 cm）まで聴かれるか，を記録しておくと経過の判定に役立ちます．しかし，とくに肥満者や，同じ姿勢でしばらく座っていた人たちでは吸気の最初に**クラックル**がよく聴かれます．**咳や深呼吸の繰り返しで消失すれば，病的意義はありません．**腹部からの圧迫で一時的に無気肺に近い状態になっているようです．

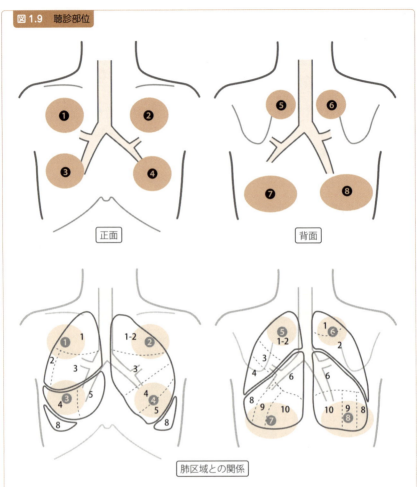

図1.9　聴診部位

肺音は左右対称に，前胸部で4か所，後ろ胸部で4か所聴きます．単に順番に聴くのではなく，それぞれの部位での聴診ポイントを意識しましょう．
❶❷は鎖骨の下の部分で，喘息では気を付けるとよくランブルの聴こえる部位です．❸❹は中葉舌区に当たる部位でとくに鼻炎があるとランブルや，ときにクラックル（気管支拡張症，中葉舌区症候群など）が聴かれます．❺❻の肩甲骨の内側では，あまり所見はありません．❼❽は肺底部でかなり低い位置です．間質性肺炎のファイン・クラックルや，肺水腫のクラックルが聴かれやすい部位です．
最初の吸気でクラックルが聴かれても，咳や深呼吸の繰り返しで消失すれば病的な意義はありません．❸❹と❼❽のような下部（尾側）で聴かれるクラックルは，腸雑音と紛らわしいので，息を止めれば聴こえないことを確認します．

3.2 聴き落としてはならない音と部位

このようなルーチンの聴診部位以外に，問診や患者さんの様子から，聴き落としてはならない音を予測します．聴こえるはずの部位とタイミング（吸気か呼気か，さらに大きい呼吸が必要か）を予測しておかないと聴き落とします．

▶ ❶ 喘息

花粉症やアレルギー性鼻炎がある喘息症例では，中葉，舌区に当たる両側前胸部の下部（図1.9 ❸❹）で，鼻の具合が悪いときにランブルが聴かれます．さらに，ロンカイ，ウィーズもあれば，副鼻腔気管支炎に喘息状態の合併も疑われます．クラックルが聴かれれば，気管支拡張を伴う中葉舌区症候群が考えられます．

普段コントロールのよい喘息でも，ここでランブルが聴こえれば風邪ひきや花粉症などで鼻の状態もあまりよくないことが多く，喘息症状の前触れであることがよくあります．

▶ ❷ 肺炎

肺炎は吸気のクラックルに注意します．炎症がひどいときには，吸気が始まってすぐに粗い感じのクラックルが聴こえ始めます．これがコース・クラックルです．呼吸に伴う胸痛があれば，肺炎球菌性肺炎の可能性が高くなります．肺炎球菌性肺炎では，胸膜に炎症が波及することが多いためです．膿性痰に血が混じり，鉄さび色の痰になることもよくあります．

しかし，実際には，聴診だけで小さな肺炎の部分を推定するのは困難です．広い範囲を5 cmきざみで聴診し，なおかつクラックルが腸雑音でも，聴診器の膜面のこすれ音でもないことを確認するのは大変です．怪しいと思ったら胸部X線で確認しましょう．

▶ ❸ 誤嚥性肺炎

誤嚥性肺炎は背部，とくに上葉の背側（S2）や下葉の上部（S6）（図1.9 ❺❻の少し下＝尾側）が好発部位です．しかし，肺炎の広がりが肺区域程度で，また肋骨の付け根（椎骨との関節）に近い部分で，胸郭の動き（＝肺の動き）も比較的に小さく，換気も少ないため，クラックルがはっきりしないことがあります．

高齢者の誤嚥性肺炎では，肺底部（図1.9 ❼❽）でクラックルがよく聴かれ

ます．慢性で繰り返すようになると，間質性肺炎と画像もよく似ているので鑑別が難しくなります．

まとめ
聴診する部位

● 正常呼吸音は，左右対称に同じように聴こえる．

聴診部位	聴かれる音	疾患
前胸部鎖骨下 ☞ 図1.9 ❶❷	ランブル	喘息
前胸部中葉舌区 ☞ 図1.9 ❸❹	ランブル	鼻炎
	クラックル	気管支拡張症，中葉舌区症候群など
後ろ胸部肩甲骨内側 ☞ 図1.9 ❺❻	所見あまりなし	
後ろ胸部肺底部 ☞ 図1.9 ❼❽	ファイン・クラックル	間質性肺炎

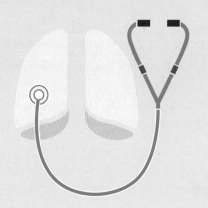

chapter 2

肺音の分類

> 肺音は正常の呼吸で聴こえる呼吸音と，それ以外の副雑音（肺で発生するものはラ音）に分けられます．ラ音はクラックル，ウィーズのようなカタカナ表記がよいと思います．

1 呼吸音
2 副雑音
　2.1 断続性ラ音
　2.2 連続性ラ音
　2.3 その他の音

「肺音」は，呼吸音と副雑音を合わせたもので，呼吸に伴う音全体を表します．呼吸音は正常の呼吸に伴って聴こえる音です．副雑音は正常ではない場合に聞こえる音です．

これは現在，標準的な分類とされる三上による分類（肺の聴診に関する国際シンポジウム 1985)[2]）に準じていますが，ここでは，一部をカタカナ表記（☞Memo 1）にしています（図2.1）．

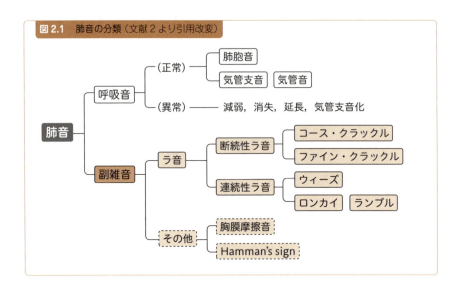

図2.1 肺音の分類（文献2より引用改変）

> **Memo 1** 肺音のカタカナ表記
>
> 欧米では，肺音は複数形で表記されることが多いので，日本語のカルテの中で英語表記をすると，複数形で書くのか，単数形で書くのかなど難しい問題が出てきます．例えば rhonchi と rhonchus のどちらが単数形，複数形でしょうか．よく使われるロンカイは複数形で，ロンカスが単数形です．かといって wheeze を複数形のウイージスと呼ぶ人はほとんどなくて，ウィーズと呼んでいます．
> このように単数形，複数形の混在する英語表記をするよりも，よく使われるウィーズ，ロンカイ，ランブル，クラックルをカタカナで書いてしまえば，分かりやすい，書きやすい，間違いが少ない，と良いことづくめです．肺音のカタカナ表記を，ぜひ普及させたいと思います．

chapter 2　肺音の分類

1　呼吸音

　呼吸音は，正常の呼吸で聴かれる音で，肺胞音と気管支音に分けられます（☞ Memo 2）．異常がある場合は，減弱したり，肺胞音が気管支音のように強くなる（気管支音化）など病的に変化することもあります．
　呼吸音は胸壁で聴かれる音です．頸部で聴かれる気管音も広い意味では呼吸音に入りますが，通常は含めません．

> **Memo 2　正式名称**
> 　肺胞呼吸音，気管支呼吸音が正式の呼び方です．日本呼吸器学会の用語集（改訂第 4 版）では，
> 　　　vesicular（breath）sound（s）　　　肺胞（呼吸）音
> 　　　bronchial（breath）sound（s）　　　気管支（呼吸）音
> と記載されています．肺胞音，気管支音も，簡略ですが正式の呼称です．本書では呼びやすい肺胞音と気管支音に統一します．
> 　なお，英語では，sound（s）と s がカッコつきで複数形も示されています．日本語では単複の差はありませんが，欧米のテキストや文献では肺音の記載のほとんどが breath sounds（呼吸音）のように複数形で書かれています．

2 副雑音

　副雑音は，ラ音とその他の副雑音に分けます．ラ音は，音が断続的に聴こえる「断続性ラ音」と，連続的に聴こえる「連続性ラ音」に分けられます．

2.1　断続性ラ音

　断続性ラ音はコース・クラックル（coarse crackles，大水泡音と呼ばれていました）とファイン・クラックル（fine crackles，小水泡音，捻髪音，ベルクロラ音とも呼ばれていました）に分けられます．

2.2　連続性ラ音

　連続性ラ音は比較的にピッチの高い（およそ200 Hz以上）ウィーズ（wheezes）とピッチの低いロンカイ（rhonchi）に分けられます．
　ロンカイには，次の2つのケースがあります．

> ①ピッチの低いウィーズ（ク〜のような楽音）を指すとき
> ②気道分泌物の貯留で聴かれるゴロゴロという感じの非楽音性の連続音を指すとき

　同じ低調の連続性ラ音でも，対応の異なる別の病態を反映しているので区別が必要です．
　本書では，①のピッチの低い楽音のときは低調ウィーズと呼び，②の喀痰貯留のような非楽音性の連続音はランブルと呼ぶようにしたいと思います．呼吸器の診療で，**ランブルはもっともよく聴かれ，気道の過分泌を伴う炎症を示唆する副雑音です．**

2.3　その他の音

　胸膜摩擦音とHamman's sign（Hamman's crunch），握雪音があります．「chapter 4　肺音のいろいろ」を参照してください（56ページ）．

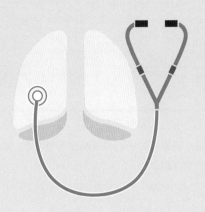

chapter

3

呼吸音は
どのように
発生するの？

正常に聴こえる呼吸音は，気管，気管支で生じる空気の乱流によって発生します．その音が高音を伝えにくい肺組織を通って胸壁に伝わります．これが分かると聴診するときに呼吸をコントロールできます．

1 肺と気管支の構造
2 呼吸音が発生する仕組み
　2.1 発生
　2.2 伝導
3 呼吸音が変化する仕組み
　3.1 発生の観点から
　3.2 伝導の観点から

chapter 3 呼吸音はどのように発生するの？

1 肺と気管支の構造

呼吸音の発生を理解するには，肺と気管支の構造の理解が重要です．ここでは，基本的な構造について復習します（図3.1）．

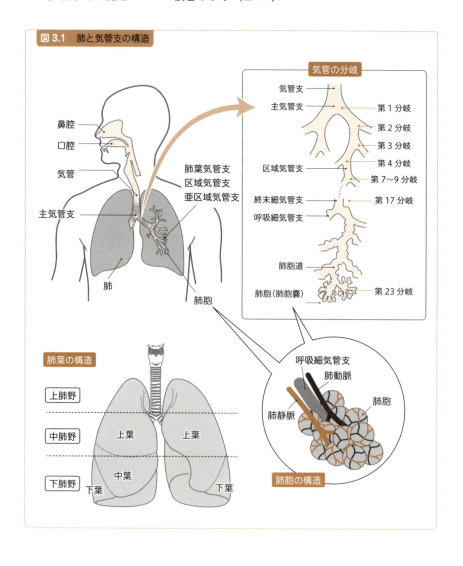

図3.1 肺と気管支の構造

chapter 3　呼吸音はどのように発生するの？

2 呼吸音が発生する仕組み

　聴診で聴く呼吸音は，気管・気管支で発生し，それが肺組織や，一部は胸壁を伝わって聴こえてきます．ここでは呼吸音を発生と伝導に分けて説明します．

2.1　発生

　呼吸音は，呼吸による空気が気道内を流れる際，気流に乱れが生じることで発生します．少し難しい話になりますが，流体力学の立場から考えることができます．
　例えば，大きな川では，水が音もなく流れ（層流），谷川ではザーザーと音をたてて流れます（乱流）．乱流か層流かは，レイノルズ数（☞ Memo 3）で決まり，2000以上になれば乱流が発生するといわれています．呼吸音の場合は，発生した**乱流の振動で気道壁が振動して呼吸音が発生する**のです（図3.2）．

> **Memo 3　レイノルズ数**
> 　流れを特徴づける数．レイノルズ数が小さい間は層流で，臨界レイノルズ数（2000以上）を超えると乱流になります．
> 　　レイノルズ数＝代表長さ×代表速度／動粘度
> 　　　　動粘度：粘性係数／密度

図3.2　レイノルズ数と層流，乱流
レイノルズ数が2000以上になると乱流が発生し，音が出ます．

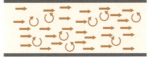

レイノルズ数
＜2000

レイノルズ数
2000≦

正常の肺で呼吸音はどこから発生するのでしょうか．

「肺胞音」と呼ばれるように，昔は肺胞から発生すると思われていました．しかし，肺胞は直径 0.2 〜 0.25 mm ほどの小さな気腔です．肺胞への空気の出入りはスポンジを押さえたり，放したりするのと同じで音は発生しません．では，どの部分の気流がレイノルズ数 2000 を超えるのでしょうか．

世羅，谷下によれば，ほぼ正常安静換気の状態（500 ml/ 秒，毎分 15 回）でレイノルズ数が 2000 を超えるのは気管だけです（表 3.1）[3]．聴診するときに患者さんが小さな息をすると，胸壁ではほとんど呼吸音は聴こえません．小さな息では気管の上に聴診器を当てると呼吸音は聴こえますから，この表の数値は実感としても確かだと思います．

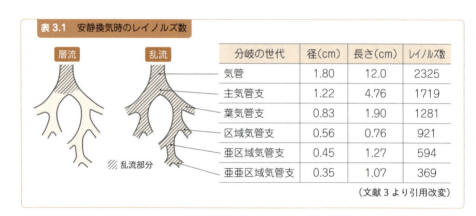

表 3.1　安静換気時のレイノルズ数

分岐の世代	径(cm)	長さ(cm)	レイノルズ数
気管	1.80	12.0	2325
主気管支	1.22	4.76	1719
葉気管支	0.83	1.90	1281
区域気管支	0.56	0.76	921
亜区域気管支	0.45	1.27	594
亜亜区域気管支	0.35	1.07	369

（文献 3 より引用改変）

では，なぜ気管支の末梢に行くほどレイノルズ数が低くなるのでしょうか．

気管支は 2 分岐を繰り返し，最大で 23 回分岐します．分岐するほど気管支は少しずつ細くなりますが，本数は 2 倍，4 倍……と倍倍に増えるので，末梢に行くほど断面積の総和は大きくなり，気流速度（レイノルズ数の代表速度）は低下します．ゆっくりした流れになり，層流になるので音は発生しません．呼吸音の音源は少々大きな息をしてもせいぜい亜区域気管支か亜亜区域気管支程度よりも中枢の気道と考えられます．

2.2　伝導

　気管・気管支内で発生した音は，主に肺を通って胸壁に伝わります．肺はスポンジのような肺胞組織の中に気管支や血管が走る構造です．低い音を伝えやすく（ロー・パス・フィルター low pass filter），高い音を伝えにくい（ハイ・カット・フィルター high cut filter）性質があります[4]．

呼吸音が発生する仕組み

- 呼吸音は，亜区域気管支か亜亜区域気管支程度より中枢の気道で発生する．
- 肺は，低い音を伝えやすく（ロー・パス・フィルター），高い音を伝えにくい（ハイ・カット・フィルター）性質がある．
- 「肺はハイカット＝肺は肺かと……」と憶えてください．

3 呼吸音が変化する仕組み

呼吸音は気管・気管支で発生し，主に肺を通って胸壁に伝わります．さきほどと同じように，発生・伝導の観点から，肺音が変化する仕組みを説明することができます．

3.1 発生の観点から

呼吸音の発生には，レイノルズ数が 2000 を超える必要がありますが，レイノルズ数を求める式を肺音の場合で考えると，

レイノルズ数 ＝ 管の長さ（＝気管支の長さ）×
気流の速度（＝吸った／吐いた空気が通過する速度）÷
動粘度

となります．

レイノルズ数を決める要素の中で，気管支の長さはほぼ一定（吸気と呼気でわずかに変動しますが）です．中を流れる空気に変化はありませんから，大きく変化するのは気流の速度だけです．つまり（当たり前のことですが），大きな息をすると，気管支を流れる気流も速くなり，その結果レイノルズ数が上がり，呼吸音が大きくなるのです．聴診するときに大きな息をさせると聴きやすいのはこのためです．

気流の速度に影響を与える要素は，他にもあります．気管の太さ（断面積）です．これも流体力学の話になりますが，

流量 ＝ 流速 × 断面積

の式から，流量が一定だと，断面積の変化が流速に影響することが分かります．
呼吸音の場合では，流量すなわち呼吸の深さ（1 回換気量）はおよそ一定していますから，気管支の狭窄などで気道の断面積が狭くなると，気流の速度が

増し，その結果レイノルズ数が上がり，乱流が多く発生し，呼吸音が大きくなるのです．

ただ，ここで注意しなければいけないことが2つあります．
一つは，狭窄部位の性状や程度によっては，乱流ではなく渦流が発生し，異常な音が発生する場合があること（副雑音のところで説明するウィーズです）です．もう一つは，狭窄がさらに高度になると，音が伝わりにくくなり，呼吸音が減弱するということです．

3.2 伝導の観点から

肺には，低い音を伝えやすく（ロー・パス・フィルター），高い音を伝えにくい（ハイ・カット・フィルター）性質があります．では，肺の性状が変わるとどうなるのでしょうか？

肺が固くなると，気管支内で発生した音が伝わりやすくなります．台所でいえばスポンジを叩くよりも，かまぼこ板を叩くほうが，音が伝わりやすいのと同じです．これは固いものではハイ・カット・フィルター効果が弱くなるためです．

逆に気胸では，ビニール袋がはさまったように音が伝わりにくくなります．また，胸水が溜まると低い音はやや伝わりにくく，比較的に高い音が伝わりやすい（肺の持つロー・パス・フィルターの効果が弱くなる）という変化があります．詳しくは，胸水貯留，声音震盪の部分で説明します（☞ 34ページ）．

まとめ
呼吸音が変化する仕組み

- 大きく息をすると，呼吸音は大きく聴こえる．
- 気管に狭窄があると，音が大きくなる．ただし，性状・程度によっては，異常な音が発生する．狭窄がさらに高度になると音が減弱する．
- 肺が固くなると，音が伝わりやすくなる．逆に，気胸では音が伝わりにくくなる．胸水では，低い音が伝わりにくくなる．

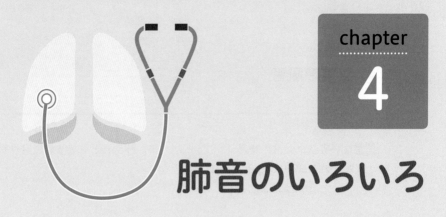

chapter 4

肺音のいろいろ

> 正常呼吸音（主に肺胞音）も減弱したり，気管支音化したりします．呼気の聴こえ方と，左右差に気をつけて聴診します．ウィーズ，ランブルは気道から，クラックルは肺胞からと考えると病態と結びつきます．

1 正常呼吸音
　1.1 肺胞音
　1.2 気管支音
2 呼吸音の異常
　2.1 気管支音化
　2.2 呼吸音の減弱
3 副雑音
　3.1 連続性ラ音
　　3.1.1 ウィーズ
　　3.1.2 ランブル
　3.2 断続性ラ音（クラックル）
　　3.2.1 ファイン・クラックル
　　3.2.2 コース・クラックル
　3.3 その他の副雑音
　　3.3.1 胸膜摩擦音
　　3.3.2 Hamman's sign あるいは
　　　　　 Hamman's crunch
　　3.3.3 握雪音

chapter 4　肺音のいろいろ

1　正常呼吸音

正常な呼吸音は，白色雑音（☞ Memo 4）で，肺胞音と気管支音に分けられます．聴かれる範囲はほぼ左右対称です[5]．

> **Memo 4**　**白色雑音（white noise）**
> 聴こえる範囲の周波数でほぼ同じパワーを持つ音．サー，ザーのように聴こえますが，肺胞音のような低い音ではフ〜という感じに近い．

1.1　肺胞音

🔊 4.01　正常呼吸音を肺の末梢，例えば背中の下のほうで聴くと肺胞音 🔊 4.01 になります．**肺胞音は，吸気音に比べて呼気音が小さく，聴こえにくい**のが特徴です．

吸気のほうが大きく聴こえる理由は 2 つ考えられます（図 4.1）．

> ①吸気では，気流が 2 分岐の気管支に次々と当たって乱流が発生しやすくなり，音が発生しやすくなります．
> ②胸壁で聴診すると，吸気では音が聴診器に向かってくることになり，大きく聴こえやすくなります．呼気は聴診器から遠ざかっていきますから，音は小さく聴こえます．

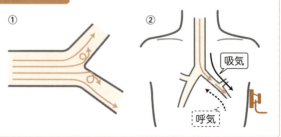

図 4.1　肺胞音ではなぜ吸気が強くなるのか
①吸気の気流が気管支分岐に当たり乱流が発生する．
②吸気は聴診器に向かって流れ，呼気は遠ざかります．音が当たってくるほうが，音は強く聴こえます．

このように，正常の肺胞音では吸気が大きく聴こえ，呼気は聴こえにくくなります．

1.2 気管支音

気管支音は中枢気道の上で聴かれる正常呼吸音で，呼気がはっきり聴こえるのが特徴です 🔊4.02 ．正常でも気管支音の聴こえる範囲は個人差があります．胸骨の上部（頭側）では多くの人が気管支音です．肺音を解説する多くの本では，胸骨の上部や背部でも肩甲骨の間は気管支音，それ以外は肺胞音とされています（図4.2）．

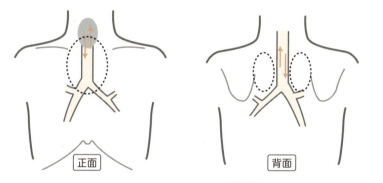

図4.2　気管支音の聴こえやすい部位（点線枠の中）

正面　背面

気管の上（グレーの部分）で聴かれる呼吸音を気管音 🔊4.03 と呼びます．呼気もはっきり聴こえる音で，気管支音の典型と思って聴いてください．点線枠の中が多くの解説で気管支音が聴ける部位とされています．実際には点線枠の中でも肺胞音のこともありますし，もっと広範に気管支音が聴かれることもあります．

　気管音は気管支音とよく似た音です．呼気もはっきり聴こえます．気管支音では，呼気がはっきり聴こえる，といっても吸気音よりは少し弱いのですが，気管音では測定してみると，呼気が吸気とほぼ同じ強さになります．また，気管内を流れる気流と聴診器の距離が近いので，非常に大きい音で聴こえます．どこから気管支音か肺胞音か，分かりにくいこともあるので，ぜひ気管音を聴いてください．聴いた感じは気管支音とほとんど同じです．

　気管支音，気管音は肺組織のロー・パス・フィルター効果を受けず，また呼気の遠ざかり効果もないので，呼気が吸気と同じようにはっきり聴かれます（図4.3）．

> **図 4.3　正常でも気管音，気管支音が聴かれる部位（点線の枠内）**
>
> 中枢気道の真上で聴くと，吸気でも呼気でも，気流はあまり遠ざかりも近づきもしません．さらに，肺が気道を覆っていないのでロー・パス・フィルター（低い音はよく伝えるが，高い音は伝えにくい）効果もありません．
> このため，吸気も呼気もほぼ同じように聴こえる気管支音（喉元で聴けば気管音）になります．

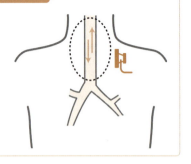

Note 基本は上に述べた通りですが，正常と思われる人たちでも，ほぼ全体に肺胞音のことも，また，気管支音が広範囲に聴こえることもあります．例えば，太った人では肺底部で，よく気管支音が聴かれます．肺底部は腹部からの圧迫で肺が縮むため，肺の含気が減り，含水量が増えて音が伝わりやすくなるようです．体形・胸郭の形や，気管・気管支の太さ，呼吸流速などさまざまな要素で呼吸音が形成され，何回も聴診すると，その人の正常呼吸音が分かってきます．

肺胞音と気管支音の違いは，呼気がはっきり聴こえるか，聴こえないかだけで，区別しにくいこともよくあります．病的意義がない気管支音は正常呼吸音です．「気管支音だが，問題なし」のように記載すると，悪化かどうか，の判断が間違いなくできます．肺胞音か気管支音かよりも，臨床的に大丈夫か？病的な問題があるのか？，ということが重要です．

まとめ

正常呼吸音

- 正常な呼吸音には，①肺胞音，②気管音・気管支音がある．
- 鑑別には「呼気がはっきり聴こえるかどうか」が重要．

	肺胞音	気管音・気管支音
聴診部位	胸骨から少し離れた肺のほぼ全体，背中の中〜下部が確認しやすい	中枢気道の上 胸骨の上部 背部の肩甲骨の間
音の特徴	吸気音に比べ呼気音が小さい	呼気音が吸気音と同じようにはっきり聴こえる

chapter 4　肺音のいろいろ

2 呼吸音の異常

　肺胞音，気管支音の聴かれる範囲はほぼ左右対称です．左右差がある場合には，①患側が強く聴こえる場合（気管支音化）と，②患側の呼吸音が減弱している場合があります．つまり，音がはっきり聴こえるほうが患側の場合も，健側の場合もあります．肺音に左右差があれば，どちらが患側かを考えながら，診察を進めます．

2.1　気管支音化

　気管支音化とは，聴診で本来は肺胞音が聴こえる（呼気が聴こえにくい）部分で，呼気もはっきり聴こえることをいいます．
　気管支音化の原因は，大きく分けて2つあります．

①気管支が狭くなる　……>　音源の音が大きくなる
②肺が固くなる　…………>　音源からの音が伝わりやすくなる

気管支音化の原因
▶ ❶ 気管支が狭くなる
　chapter 3の「3　呼吸音が変化する仕組み」（☞22ページ）で述べたように，気管支が狭くなると気管支内を通る気流速度が上がります．その結果，呼吸音が大きく聴こえるようになります．
　もう少し詳しく説明しましょう．呼吸の深さ（1回換気量）はおよそ一定していますから，気道断面積が1/2になれば気流速度が2倍となりレイノルズ数は2倍，1/3になればレイノルズ数は3倍になります．

　表3.1（☞20ページ）を見てください．例えば少し大きく息をして気流速度が2倍になれば亜亜区域気管支のレイノルズ数は369（表3.1を参照）× 2 = 738です．これに気管支の狭窄が加わって，断面積が1/3になれば気流速度はさらに3倍になり，738 × 3 = 2214となります．レイノルズ数は2000を超えて乱流になり，亜亜区域気管支まで音源になることが分かります．

呼吸音が大きくなるので，小さかった呼気の音まで聴こえるようになります．気管支音化では呼気がはっきり聴かれますが，それでも吸気音のほうが呼気音よりも強いのは同じですが，聴き分けできないほどの差になります[6]．

一側の気管支にある程度（60〜80％程度）の狭窄がある場合には，患側が気管支音化します（図4.4）．

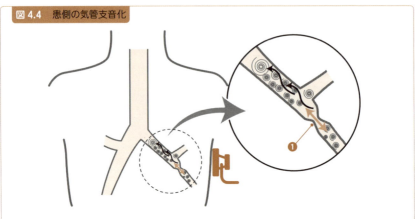

図4.4 患側の気管支音化

この図では左下葉支の入口部が軽度狭窄しており（❶），左側のとくに下肺野の呼吸音が気管支音化します．狭窄部分の形と程度によっては渦流（気流全体が渦巻きになる）が発生してウィーズ（☞39ページ）になりますが，多くの場合は，乱流が発生して気管支音化します．
気管支音は肺胞音に比べて強い音なのである程度広がります．
図の場合は，上肺野でも気管支音に近い呼吸音が聴こえます．狭窄部位が主気管支のあたりだと，対側でも少し気管支音化することがあります．

狭窄がさらに進み，閉塞に近い高度の狭窄になると，呼吸音は減弱してしまいます（☞36ページ）．気管支狭窄による気管支音化が，呼吸音減弱の一歩手前，ということもよくあります．

また，軽度の狭窄による気管支音化と，閉塞に近い高度の狭窄による呼吸音減弱の中間で，ウィーズ（☞39ページ）が発生することもあります．気管腫瘍では，気管断面積の80％くらいの狭窄で，つまり断面積が1/5くらいにまで狭窄すると，ウィーズが出ます[7]．

「気管支が狭くなる」代表的なものには，喘息の気道攣縮と，腫瘍などによる気管支の狭窄などがあります．

気管支喘息では，気道狭窄が広範に起こるので，かなり広い範囲（片側のほぼ全体や，左右とも同じような音になることも多い）で気管支音化するのが特徴です．また右の前の下だけとか，片側の肺底部（背中の下のほう）だけ，ということもあります．経験的には1つの肺葉くらいの広がりがあります．気管支音化している部位は時間的にも治療前後でも変わっていきます（図4.5）[8,9]．これは小児でも同じです[10]．

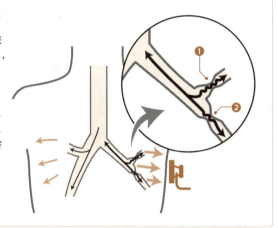

図 4.5　気管支音化の部位

左肺門部の癌などによって，上葉支（❶）と下葉支（❷）の狭窄があると，呼気，吸気とも，より大きな呼吸音が発生し，左側は胸壁上ではっきり聴こえます．
喘息のように気道攣縮による狭窄では経時的に音が変化しますが，腫瘍などの固定狭窄ではほとんど変化しません．

　腫瘍や気管支結核，異物などによる固定狭窄でも，狭くなった気道を通る気流が速くなって，気管支音化します 🔊 4.04．主気管支の狭窄では，前胸部の中央で一番はっきり聴かれますが，気管支音化は片肺全体に広がり，対側でも少し弱くなりますが聴かれます．葉気管支，区域気管支ではその領域が気管支音化します．喘息のような経時的な変化は乏しく，いつも同じ部位で同じように聴かれます．ただ，固定性の気道狭窄に加えて，気道分泌物の影響や気道攣縮の影響も受けますので，音質は少しですが変化します．

　肺癌による気管支狭窄（図 4.6）🔊 4.05 では，肺音の変化に注意すると腫瘍が大きくなったり，治療で縮小したりするのが，よく分かります．

図 4.6　肺癌による右主気管支の狭窄で気管支音化した例

ⓐ 右側

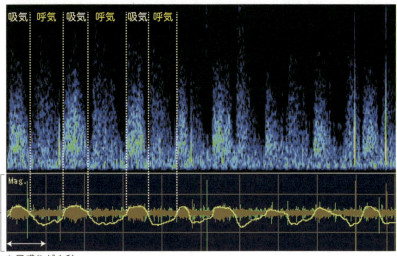

換気曲線

1目盛りが1秒

約10秒間

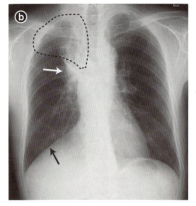

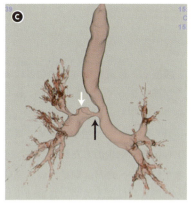

ⓐ：サウンドスペクトログラム．横軸は時間で約10秒，縦軸は周波数で上端が2600 Hzです．音の強さは色と明るさで示し，この図ではわずかな黄色が一番強い音になります．

ⓑ：胸部X線．右の肺門（白矢印）も横隔膜（黒矢印）も挙上しており，右上葉（細い枠線内）が幾分の含気はあるものの，無気肺に近い（volume loss）ことが分かります．

ⓒ：3D CT．肺癌による右主気管支の狭窄（黒矢印）で気管支音化した例．右上葉は幾分含気はありますが，ほぼ閉塞（白矢印）しています．

▶ ❷ 肺が固くなる気管支音化

chapter 3 の「3 呼吸音が変化する仕組み」(☞ 22 ページ) で述べたように，肺が固くなると音が伝わりやすくなります．さらに，肺が固くなると肺の縮みと一緒に気管支も少し縮む（狭くなる）部分もできるので，気管支で発生する呼吸音も少し大きくなります（図 4.7）．これで本来は聴こえにくい呼気音も聴こえるようになります 🔊 4.06．

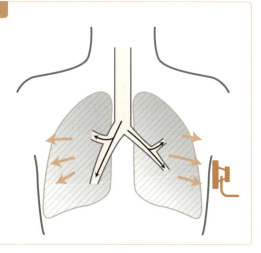

図 4.7 肺の硬化による気管支音化

肺が固くなると，気管支内で発生した呼吸音自体も少し大きいだけですが，肺のハイ・カット・フィルター効果が減弱するので，胸壁で聴診すると吸気も呼気もはっきり聴こえるようになります．
これが肺実質の硬化に伴う気管支音化です．

　肺が固くなる代表は間質性肺炎です．**間質性肺炎では，ファイン・クラックル（☞ 51 ページ）が聴こえなくても気管支音化することがあります．**気管支音化の原因となる肺組織の伝音性の亢進も，ファイン・クラックルの発生も，間質性肺炎で肺が固くなることと密接な関係があります．しかし，ファイン・クラックルは虚脱した気腔の破裂的な拡張によって発生するので，肺が固くなるだけでは発生しないので，同時に聴こえないことがあるのです．
　軽度の間質性肺水腫では肺胞間質から気管支周囲（気管支血管床）の含水量が増え，気管支内で発生する音の胸壁への伝導がよくなります．気道の浮腫によって内腔も狭窄するので気流はより乱流になって発生する音も大きくなるので気管支音化します[11, 12]．心不全患者で，呼気がはっきり聴こえていたら肺水腫の始まりの可能性が高くなり，要注意です．

2.2 呼吸音の減弱

呼吸音が減弱しているかどうかは，必ず深呼吸をさせて確認しなければなりません．小さな呼吸では，呼吸音はほとんど聴こえないからです．それでも左右差があれば，呼吸音減弱か，対側の呼吸音増強＝気管支音化かを考えます．これは打診や声音震盪などの身体所見だけでなく，胸部Ｘ線などの画像も利用して考えましょう．

呼吸音減弱と考えられれば，①気胸，②胸水貯留，③気管支の高度の狭窄を考えます．

▶ ❶気胸

気胸では，50％の虚脱で呼吸音は20％程度減弱する，といわれています．呼吸（1回換気量）の大きさで呼吸音の大きさは簡単に20％以上，変動します．実は，**気胸は「聴診で分かりそうで，分かりにくい疾患」**の代表です．このくらいの気胸（図4.8）でも，聴き逃すことはよくあります．

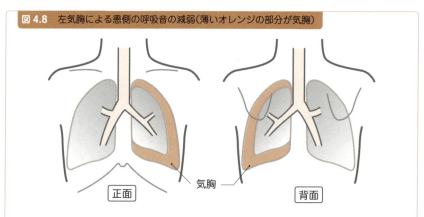

図4.8 左気胸による患側の呼吸音の減弱（薄いオレンジの部分が気胸）

左の気胸で，左側の呼吸音は減弱しますが，50％の虚脱でも呼吸音は20％程度減弱するだけです．呼吸音の強さは，呼吸の大きさで簡単に変動します．この図くらいの気胸でも，聴き逃すことはよくあります．

🔊 4.07 ▶ ❷胸水貯留 🔊 4.07

胸水貯留では，貯留部位の呼吸音が減弱します（図4.9，図4.10）．これだけでは，気胸と区別しにくいのですが，胸水貯留では，打診で濁音になります．さらに，声音震盪も減弱するので，身体所見が非常に役に立ちます．

図 4.9 大量胸水による患側の呼吸音の減弱

図では左側の濃いグレーの部分が胸水です．

胸水貯留では，貯留部位の呼吸音が減弱します．これだけでは気胸の呼吸音減弱と区別しにくいのですが，打診で濁音（胸水）と鼓音（気胸）という大きな違いがありますので，ベッドサイドで簡単に区別できます．声音震盪を使うとさらによく分かります．

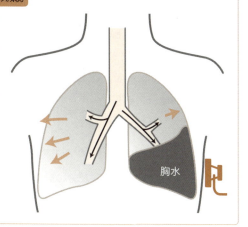

図 4.10 少量胸水による患側の呼吸音の減弱

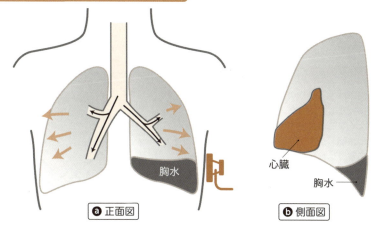

ⓐ：正面図．図は左側で，濃いグレーの部分が胸水です．
少量の胸水貯留でも，貯留部位の呼吸音が減弱します．しかし，この図のように呼吸音が聴こえる下縁が右とほとんど同じなので，聴診で胸水貯留を指摘することはできません．打診でも肺の下端だけの胸水貯留では，腹部臓器の濁音と区別できないので，判定は困難です．
ⓑ：左側面像．濃いグレーの部分が後側溝に溜まった胸水．オレンジは心臓．
少量の胸水貯留は水と同じように胸腔内の一番低い部分（後側溝 posterior sulcus）に溜まります．この部分は一番背側にあります．この貯留部位の呼吸音が減弱しますが，呼吸音が聴こえる下縁は右とほとんど同じです．前胸部，側胸部で胸水がなければ，肺音にも変化はありません．

少量の胸水貯留でも，貯留部位の呼吸音が減弱します．しかし，少量の胸水は，胸腔内の一番低い背側部分（後側溝 posterior sulcus）だけに溜まります．このため背部でも，呼吸音が聴こえる下縁が健側と区別するのは難しく（図4.10），聴診で胸水貯留を指摘することはできません．打診でも腹部臓器の濁音と区別できないので，判定は困難です．前胸部，側胸部では胸水がなく，肺音にも変化はありません．声音震盪・触覚震盪を調べると分かることもあります．

▶ ❸ 気管支の高度の狭窄

気管支の狭窄では，狭窄部分の形によってはウィーズが発生したり，気管支音化したりしますが，狭窄がさらに高度になると，呼吸音が減弱します（図4.11） 🔊 4.08．呼吸音が減弱していても，完全閉塞ではなく無気肺もない場合があります（図4.12）．気管支の狭窄部位の末梢に胸部 X 線で含気があっても，呼吸音が聴こえなければほとんど換気はなく，気管支音化やウィーズがあれば，若干の換気は行われている，と考えます．

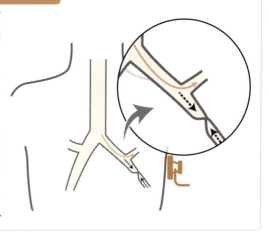

図 4.11 気管支狭窄による患側の呼吸音の減弱

この図では左下葉支の入口部が高度に狭窄しており気流が極端に少なくなるので左下肺野の呼吸音は減弱します．
完全閉塞では無気肺になりますが，高度の狭窄では含気は保たれても呼吸音は発生しなくなります．
流速が非常に少ない＝気流の流れが遅い，とレイノルズ数が低くなり，中枢気道でも乱流が発生しないので，呼吸音は発生しません（☞ chapter 3「2 呼吸音が発生する仕組み」19 ページ）．

図 4.12
呼吸音の減弱

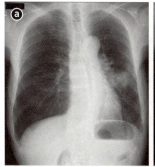
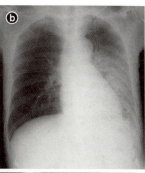
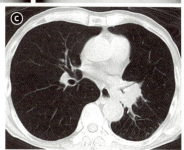

- ⓐ：無気肺にはなっていませんが，呼吸音は減弱していました．
- ⓑ：その1週間後には完全な無気肺になりました．
- ⓒ：ⓐと同じ時期のCT．左上下葉の分岐部でほとんど閉塞に近い高度の狭窄がありますが，下葉にはまだ含気があります．無気肺にはなっていません．

まとめ
呼吸音の異常

- 呼吸音の異常には，①気管支音化，②呼吸音の減弱がある．
- 正常な呼吸音は，聴かれる範囲はほぼ左右対称なので，左右差がある場合には異常を疑う．

	気管支音化	呼吸音の減弱
特徴	本来肺胞音が聴こえる部位で呼気もはっきり聴こえる	呼吸音が減弱している
病態・原因疾患	①気管の狭窄 ・気管支喘息による気道攣縮 ・腫瘍による気管支狭窄，固定狭窄 ②肺の硬化 ・間質性肺炎 ・間質性肺水腫	①気胸 ②胸水貯留 ③気管支の高度狭窄

呼気の延長：COPDでは呼出しにくいために，呼気が延長します．

chapter 4 肺音のいろいろ

3 副雑音

　副雑音は，正常では聴こえない肺音で，呼吸音（肺胞音と気管支音）以外のすべての肺音を含みます（図 4.13）.
　副雑音の大半は連続性ラ音（ウィーズとロンカイ，ランブル）と断続性ラ音（クラックル）です．珍しい副雑音として，胸膜摩擦音や心膜摩擦音のHamman's sign（Hamman's crunch）などがあります．

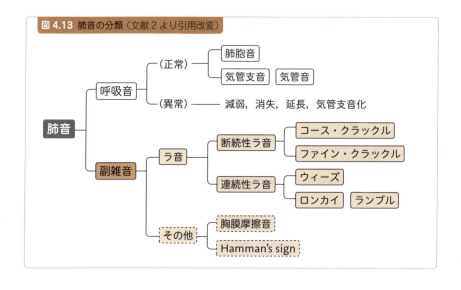

図 4.13 肺音の分類（文献 2 より引用改変）

chapter 4 肺音のいろいろ

3.1 連続性ラ音

連続性ラ音は，気道攣縮や気道分泌物の貯留などによって気道が狭くなって発生します．気管や気管支が狭くなる原因が気道攣縮や腫瘍によるものだとウィーズになり，気道分泌物によるものだとランブルになります．

気道攣縮や腫瘍などによるウィーズは，狭窄部位の形が，聴診している間ではそんなに変わりません．ほぼ同じ気流の渦（音調）が維持されるので，ウィーズになります．気道分泌物では，呼吸によって気流が複雑に変わっていくのでランブル音になります．

> **Note** もともと気管支は胸部 X 線にはほとんど写りません．ウィーズやランブルが発生するのは，気道の病変ですから音源（気道の狭窄）による胸部 X 線は異常ないはずです．もし胸部 X 線に異常があれば，なんらかの肺胞病変を伴う気道狭窄です．例えば拡張した気管支も周辺に喀痰などによる無気肺（ムコイド・インパクション）があると陰影として分かりやすくなります．

3.1.1 ウィーズ

ウィーズは楽音様の連続音です．気道の狭窄により気管支内の気流が一定速度以上になったときに渦流（渦巻き流）が発生し，気道壁が共振して発生します．吸気だけ，呼気だけでなく吸気，呼気ともに聴かれることもあります．

ウィーズには高調（200 〜 300 Hz 以上）ウィーズと，低調（200 〜 300 Hz 以下）ウィーズ（☞ Memo 5）があります 🔊 4.09．気道分泌物による狭窄では，比較的周波数が低くなります．高調が「ピュ〜」，低調が「ヒュ〜」「ク〜」といった感じで聴こえます．

> **Memo 5 低調ウィーズとロンカイ**
> 低調ウィーズはロンカイと表現されることもあります．しかし，ロンカイは気道分泌物の貯留の音（ランブル）として使われることもあり，用語として紛らわしいので本書では，低調ウィーズで統一します．

気道の狭窄の原因

ウィーズを発生する気道の狭窄の原因は，①固い気道分泌物，②気道攣縮，③異物や腫瘍，があります．どの原因でも同じような音が出ることに注意しましょう．

▶ ❶固い気道分泌物による狭窄

気道分泌物が，気管支内に貯留すると気道狭窄が起こります．分泌物がやや固くて気流による変形が少なく，さらに気道攣縮も加わると渦流が発生し，低調ウィーズが聴かれることがあります（図4.14）．痰が柔らかいときはランブル（☞47ページ）が聴かれます．この中間で，どちらの成分も含む連続性ラ音もあります．

吸気でも，呼気でも発生メカニズムは同じです．

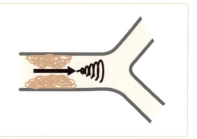

図4.14 気道分泌物によるウィーズの発生機序
気道分泌物（オレンジ色）が，気管支を閉塞しないで存在し，やや固くて気流による変形が少なければ渦流が発生し，ほぼ一定の周波数の楽音，低調ウィーズを発生します．図は吸気ですが，呼気でも反対向きになるだけで，同じメカニズムで発生します．

▶ ❷気道攣縮による狭窄

喘息などの気道攣縮でウィーズが発生するのも基本的には同じメカニズムです（図4.15）．気道攣縮が狭窄の原因になります[13]．

気道攣縮では，狭窄部位の形状が秒単位では比較的安定しており，渦流（渦巻き）が発生してウィーズになります．

喘息では比較的ピッチ（周波数）の高いウィーズだけでなく，ピッチの低いウィーズもよく聴かれます．

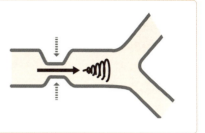

> **図 4.15 気道攣縮によるウィーズの発生機序**
>
> 喘息などの気道攣縮（点線矢印）でウィーズ，ロンカイが発生するのも気道分泌物による狭窄と同じメカニズムです（図は吸気）．
> 狭窄部位 1 か所であればモノフォニック・ウィーズになります．

▶ ❸ 異物や腫瘍による狭窄

気管腫瘍でも，気管断面積の 80％以上の狭窄で，ウィーズ，ロンカイが発生します（図 4.16）．胸腔内圧は呼気で高くなるので，気道が圧迫されてさらに狭窄し，ウィーズが発生します．音源は 1 か所なのでモノフォニック・ウィーズになり，比較的に呼吸運動での変形が少ない狭窄なので，ピッチの変化は少なくなります．ただ，ピッチの変化は少なくても気流の強さで強弱があるので，聴診で喘息のウィーズと区別することは困難です[14]．

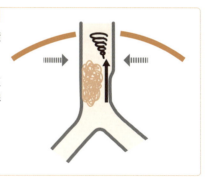

> **図 4.16 異物・腫瘍によるウィーズの発生機序**
>
> 気管腫瘍でも同じメカニズムで，気管断面積の 80％以上が狭窄するとウィーズが発生します（図は呼気）．
> 狭窄部位が胸腔内であれば，呼気で胸腔内圧は高くなるので，気道がさらに狭窄し（点線矢印），ウィーズが発生しやすくなります．
> 音源は 1 か所なのでモノフォニック・ウィーズになります．

狭窄部位の数によるウィーズの区別

狭窄部位の数によって，ウィーズを次のように区別することができ，臨床的に役に立ちます．

① 狭窄部位が 1 か所のとき：モノフォニック・ウィーズ．ヒュ〜という感じの音で，1 本の笛を吹いたのと似た音です．

②狭窄部位が複数のとき：ポリフォニック・ウィーズ．ギュ～のように表現される濁った音です．複数の音源があり，何本もの笛を同時に吹いたような音です．ひとつひとつの音は楽音ですが，複数の音源があると不協和音になり，それぞれのピッチも不規則に変動するので，濁って聴こえます．

❶モノフォニック・ウィーズ

🔊 4.10　モノフォニック・ウィーズは1本の笛を吹いたような音です 🔊 4.10．音源は1つと考えられます（図 4.15）．

狭窄部位が固定されている場合（固定性の気道狭窄）では，ウィーズの音の高さ（ピッチ，周波数）は変化しません（☞ 🔊 4.04）．しかし，狭窄部位（チョーク・ポイント）が変化する場合は，音の高さも変動します．チョーク・ポイントの部位とともに，狭窄の程度も一呼吸の間に変化するため，と考えられます（図 4.17）．

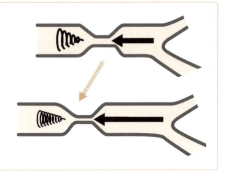

図 4.17　狭窄部位が変化する

狭窄部位（チョーク・ポイント）も，気道狭窄の程度も呼吸の間に移動します（図は呼気）．このために，ウィーズのピッチ（周波数）も変化していきます．

🔊 4.11　喘息ではピッチが変化していくのが特徴です（図 4.18）🔊 4.11．呼吸中に狭窄部位がわずかに移動し，狭窄の程度も変化するためです．軽い喘息発作か器質的な狭窄で聴かれます．

> **Note**　喘息であれば，モノフォニック・ウィーズは気管支拡張薬の吸入だけでほとんどが良くなります．

図 4.18 サウンドスペクトログラムで見るモノフォニック・ウィーズ

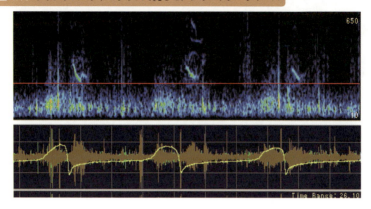

上がサウンドスペクトログラムで，下の黄色い曲線が換気曲線（上向きの振れが吸気，下向きの振れが呼気）．呼気の始まりに 400 〜 250 Hz で変動するモノフォニック・ウィーズを認めます．モノフォニック・ウィーズは 1 本だけの明るい音のバンドとして記録されています．

　モノフォニック・ウィーズが，同じ部位で何度も同じように聴かれたら，固定性の気道（気管か気管支）狭窄を疑います（図 4.19）．喘息に比べてピッチの変化が少ない，という特徴があります．腫瘍による圧迫（図 4.20）🔊 4.12 の他，気管支結核，気道異物や多発性再発性軟骨炎のような稀な気道疾患が原因になります．

図 4.19 図 4.6 で肺音を示した症例

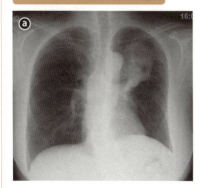 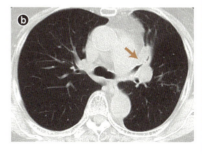

胸部 X 線正面像（ⓐ）では，左肺門から上肺野に腫瘤陰影を認めます．CT（ⓑ）では，左上葉の B3 に著しい狭窄を認めます．この狭窄部分がウィーズの音源と考えられます．「もともとある喘息のウィーズが止まらない」として紹介されました．

図 4.20 固定性狭窄によるモノフォニック・ウィーズのサウンドスペクトログラム

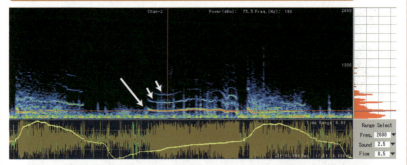

下段の黄色い曲線が換気曲線です．上向きが吸気，下向きが呼気を示します．吸気が2つ，呼気が1つ記録されています．上段はサウンドスペクトログラムで横軸が時間で10秒間の記録です．縦軸は周波数で中ほどが1300 Hzです．
呼気の途中から190 Hz前後に，解析部位を示す赤い横線と重なるモノフォニック・ウィーズ(長い矢印)が記録されています．何本かの少し周波数の高いウィーズ(短い矢印)が記録されています．基音の整数倍の倍音(ハーモニクス)で，澄んだ音に聴こえます．
固定性狭窄のウィーズは，喘息と違って周波数の変動が少ないことが特徴です．吸気にも少しピッチの高いウィーズを認めます．呼吸音(吸気音)のためにウィーズの背景が青色がかっています．

　　モノフォニック・ウィーズをサウンドスペクトログラムで見ると1本の曲線に見えます．音が強いとき，一番強い基音に平行する数本の曲線が見えることもあります(図4.20)．倍音(ハーモニクス)です．倍音があっても澄んだ音に聴こえますから，聴診ではモノフォニック・ウィーズと認識できます．

🔊 4.13　▶ ❷ポリフォニック・ウィーズ 🔊 4.13

　　ポリフォニック・ウィーズはギュ〜のように表現される濁った音です．複数の音源があり，何本もの笛を同時に吹いたような音ですが，不協和音でそれぞれのピッチも不規則に変動するので，濁って聴こえます(図4.21)．

図 4.21 ポリフォニック・ウィーズ

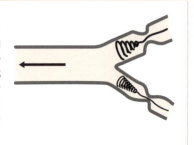

2か所以上(図は2か所)の狭窄部位(チョーク・ポイント)がある気管支から，ほとんど同時にウィーズが出ます．上の広めの狭窄部位からは低いピッチのウィーズが，下の狭い狭窄部位からはピッチの高いウィーズが発生します(図は呼気)．喘息発作が重症になって，このような狭窄部位の数が増えるほど，より多音性のウィーズになり，濁った音になります．

ポリフォニック・ウィーズは重症の喘息発作，COPD の急性増悪で聴かれ，治療には全身的なステロイド剤投与が必要です（図 4.22）．腫瘍や異物などによる固定性の気道狭窄では，ポリフォニック・ウィーズにはなりません．

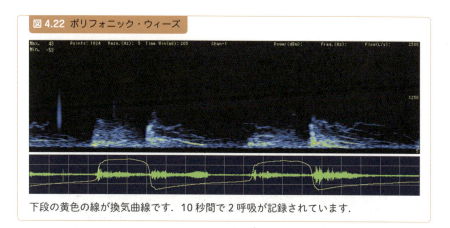

図 4.22 ポリフォニック・ウィーズ

下段の黄色の線が換気曲線です．10 秒間で 2 呼吸が記録されています．

ウィーズが聴かれる部位・タイミングによる別称

ウィーズが聴かれる部位・タイミングによって別の呼び方をすることがあります．

▶ ❶ストライダー

上気道あるいは胸郭外の気道狭窄により，吸気にモノフォニック・ウィーズ様の音が聴かれます（図 4.23）．これをストライダーと呼びます．頸部でもっとも強く，両肺野で左右差なく聴かれるところが喘息のウィーズと違う点です．

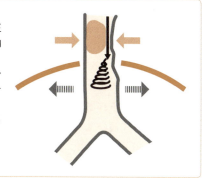

図 4.23 ストライダー

狭窄部位が胸郭外にあると，吸気で胸腔内圧が下がって（点線矢印）気流が発生し，気道内も陰圧になります．
胸郭外は大気圧ですから気道はへこみ（オレンジ色矢印），より狭窄が強くなってウィーズ様の音が発生します．
音の性質は楽音でウィーズと同じですが，これはストライダーと呼びます．

胸郭内の気管，主気管支の狭窄でも同様のウィーズ様の音が吸気，呼気に聴かれることがあり，これもストライダーと表現されることがあります．気管狭窄で発生するウィーズ音も，半数くらいの論文ではストライダーと表記されています．

モノフォニック・ウィーズに近い音ですが，腫瘍などによる固定性の狭窄が多いため，周波数（ピッチ）はあまり変化しないのが特徴です（図 4.24）．

上気道の狭窄ではほとんど吸気に聴かれますが，気管狭窄では，呼気のみ，吸気・呼気ともに，など音の出るタイミングは多様です．

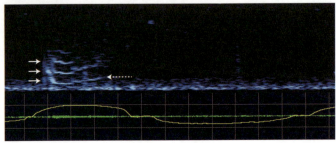

図 4.24 ストライダー

下段は換気曲線で横軸は約 5 秒の経過です．上段はサウンドスペクトログラムで縦軸は周波数です．吸気時に三の字に見えるような明るい音のバンドがあります（矢印）．これがストライダーで吸気に 0.3 秒程度続いていますが，少し途切れますが基音は 1 秒近く持続します（点線矢印）．160 Hz を基音とする倍音で 3 本（よく見れば 4 本）に見えます．比較的に澄んだ音です．

❷ スクオーク

間質性肺炎や肺炎などで，吸気にキュッやクッという感じの短い（0.3 秒くらい）のモノフォニック・ウィーズが聴かれることがあります．周波数は 200～300 Hz くらいで，スクオーク（squawk）と呼びます（☞ Memo 6）🔊 4.14．クラックル音の直前に聴かれます．虚脱した末梢気腔（蜂窩肺）が開くときに，分泌物や炎症の波及によって狭くなった末梢の気管支を一気に空気が通るときの音だと考えられます．肺炎でもおそらく同じようなメカニズムで，0.1 秒くらいのとくに短いスクオークが聴かれます．400 Hz くらいでピッという感じになります．

> **Memo 6　スクオークとスクイーク**
> やや高いピッチの音をスクイーク，低い音をスクオークと呼んでいましたが，最近ではいずれもスクオークと呼びます．

　間質性肺炎や肺炎以外に，喘息や COPD でもほとんど同じような短いウィーズが聴かれ，これもスクオークと呼ぶことがあります．しかし，喘息，COPD の場合には短いウィーズ（ショート・ウィーズ）と呼び，区別したほうがよいと思います．
　ウィーズは高調でも低調でも程度の差だけで，気道攣縮や狭窄を示します．**呼気のウィーズの多くは比較的中枢の気道狭窄，吸気のウィーズは局所（主に肺区域より末梢）の気道狭窄を示しています．**ストライダーであれば広範囲に聴かれ，中枢気道狭窄，とくに狭窄部位が胸腔外（喉から気管の入り口近く）にあると考えられます．

> Note　ウィーズが聴かれるときは，気管支拡張薬を使うと攣縮をとるだけでなく，気道の線毛上皮の動きをよくして，呼吸を改善します．モノフォニック・ウィーズが聴かれるとき，気管支拡張薬を使うと喘息では効果が大きく，腫瘍などによる器質的な狭窄ではほとんど効きかないので鑑別診断にも役立ちます．

3.1.2　ランブル

　ランブル（☞ Memo 7）はゴロゴロのように表現されるピッチの低い連続性ラ音です．ロンカイと呼ばれることもありますが，ウィーズの項で述べたように，低調ウィーズでも使われる用語ですから，本書でははっきり区別するためにランブルと呼びます（☞ Memo 8）．

> **Memo 7　ランブル**
> ランブルというのは，今から50年ほど前，まだリウマチ（リウマチ熱）性の弁膜症が多かったころ，僧帽弁狭窄症の心雑音で，拡張期に左室にゴロゴロという感じでゆっくり流れ込む血流の音の表現に用いられ，輪転機様雑音とも呼ばれていました．最近では，僧帽弁狭窄もほとんど診ませんし，印刷に輪転機を使わないので，何のことか分からない表現になりました．辞書では，ランブルは雷の音などのような低く重い連続音です．

> **Memo 8** **ロンカイ**
>
> ランブルを「ロンカイ」と呼ぶと，ピッチの低い楽音であるウィーズ（笛音）と区別がつきません．小児の上気道の分泌物のときに使うラトリング（rattling）という表現を援用する場合もありますが，これは聴診器なしでも聴かれる大きな音です．気道分泌物貯留音の多くは低いかすかな音ですから，私はランブルと呼んで区別するようにしていますし，学会でも提案しています．

🔊 4.15　ランブルは，ウィーズのような楽音ではありません．しかし，呼吸音のような白色雑音でもありません．ゴロゴロ，ガラガラ，と擬音の繰り返しで表現されるように，ある程度の周期性があり，途切れずに繰り返す音です（図 4.25）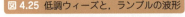．パチパチやバリバリと表現されるクラックルのように音が切れないのが特徴です．

図 4.25 低調ウィーズと，ランブルの波形

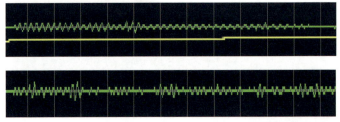

time expanded wave form analysis という方法で 1 秒ほどの記録を拡大したものです．上段は低調ウィーズです．規則正しいサイン波の連続ですが，強弱やピッチは少し変動します．下段はランブルです．部分，部分はサイン波のようですが，強弱もピッチも不規則に変化します．

　ランブルと呼ぶのは，喀痰（正確には気道分泌物）が貯留しているときの音です（図 4.26）．気道分泌物があると気流が乱れ，ゴロ〜ゴロのように高さや強弱が，ある程度の規則性をもって繰り返される雑音が発生します．

🔊 4.16　ランブルは，気道分泌物の貯留を示す大事な肺音ですが，ランブルが一番よく聴かれるのは，喘息です 🔊 4.16．吸気に聴かれることが多いのですが，呼気だけ，吸気，呼気ともに聴かれることもあります．100 Hz 以下の非常に低い音なので，慣れないと聴き落とします．患者さん自身に聴診器をつけさせて聴かせると，50 歳くらいまではほとんどの人がよく分かるようです．高齢者では，

> **図 4.26 ランブルの発生機序**
>
> 気道分泌物（オレンジ色）が気管支を閉塞しないで存在し，気流で気道分泌物がどんどん形を変えていきます．
> このため，きれいな渦流は発生せず，不規則な繰り返しのある連続雑音であるランブルになります．ゴロゴロと表現されることが多いです．
> 呼吸音（肺胞音，気管支音）のようなまったく規則性のない白色雑音とは違います．

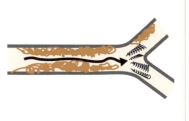

聴こえにくくなります．

　聴きにくい音なので，人工呼吸中に痰が溜まっているときなどで，大きなランブルが聴こえるときに聴いてみましょう．太い気道から出る大きなランブル音は，少しピッチの高い音の成分も混じり，ゴロゴロというよりもガラガラに近いことがあります．この大きな音をラトリング（rattling）とも呼びます．聞きなれない言葉ですが，rattle snake はガラガラ蛇という意味です．

　気管支拡張症に肺炎を合併したりすると，ゴロゴロともバチバチともつかない副雑音が聴かれ，区別がつかないことがあります．この場合は，肺胞，気道の分泌物が多い，と考えます．音の感じによってランブル混じりのクラックル，とかクラックル混じりのランブル，と書けば状況は伝わります．

　ランブル混じりのクラックルに，さらにウィーズも混じることもあります．恩師の宮城征四郎先生は，皮をこすり合わせたような音で leathery crepitation（レザリー・クレピテーション）と呼んでいます．気管支拡張症に特徴的な音です．

　中葉舌区（前胸部の下部）で，ランブルや低調ウィーズ，ロンカイが聴かれれば，この部分に気道分泌物の貯留が疑われます．

> **Note**　胸部 X 線では，その気管支自体の陰影はほとんど写りませんが，その周囲に喀痰貯留による無気肺やその中に拡張した気管支が見られます．CT で見るとはっきりします．これで中葉舌区の気管支拡張症，中葉症候群と診断できます．多くの例で慢性副鼻腔炎やアレルギー性鼻炎を合併します．

まとめ 連続性ラ音

- 連続性ラ音は，気道攣縮や気道分泌物の貯留によって気道が狭くなって発生する．
- 気道狭窄の原因によって，①ウィーズと②ランブルに分けられる．

	ウィーズ	ランブル
特徴	笛を吹いたような楽音	ゴロゴロ，ガラガラ 非楽音 100 Hz 以下
発生機序 病態	気道狭窄による 　①気道分泌物（固い）の貯留 　②気道攣縮 　③異物や腫瘍 呼気のウィーズ 　比較的中枢の気道狭窄 吸気のウィーズ 　局所（主に肺区域より末梢）の気道狭窄	柔らかい気道分泌物の貯留による気道狭窄 気流により気道分泌物が形を変えていく
タイミング	呼気だけ，吸気だけ， 呼気・吸気両方	吸気に多い 呼気だけ，呼気・吸気，もあり
分類	①音高 　・高調ウィーズ　200〜300 Hz 以上 　・低調ウィーズ　200〜300 Hz 以下 ②狭窄部位の数 　・モノフォニック・ウィーズ 　・ポリフォニック・ウィーズ ③聴診部位・タイミング 　・ストライダー 　　上気道 　・スクオーク 　　吸気の短いモノフォニック・ウィーズ	

chapter 4　肺音のいろいろ

3.2　断続性ラ音（クラックル）

　断続性ラ音はクラックルと呼ばれ，パチパチ，バリバリと表現される断続性（切れぎれの音が続く）の音です．

　肺胞に病変があるとき，気管支に分泌物が貯留しているときに聴かれます．正常でもクラックル音が聴かれることがありますが，咳をすると消えてしまいます．咳をしても消えないクラックルは病的です．

> **Note**　肺胞の病気の代表は（細菌性）肺炎と間質性肺炎です．気管支に分泌物が貯留する代表は気管支拡張症です．

　クラックルは，閉じていた気道や末梢の気腔の急激な開放で発生します．また，急激な虚脱で音が出ることもあります．いずれも急激な開放，虚脱で気道，気腔壁が振動するため，と考えられます．

　クラックルはファイン・クラックル（小水泡音）とコース・クラックル（大水泡音）に分けられます．ファイン・クラックルは，吸気の半ばから後半にかけて聴かれます．コース・クラックルは吸気の始まり近くから聴かれます．

3.2.1　ファイン・クラックル

　ファイン・クラックルは，パチパチ，パリパリと表現される，比較的発音間隔がそろったピッチの高い音です．耳元で髪をひねったときの音に似ているので捻髪音，マジックテープをはがす音に似ているのでベルクロラ音（ベルクロはマジックテープを開発した最大メーカーで，ラ音は肺の副雑音の意味です）とも呼ばれました [15] 🔊 4.17．

　ファイン・クラックルは吸気の流速にかかわらず，一定の吸気量で，肺が一定容量に達したときに発生します [16]．すなわち，吸気により拡大し，肺胞壁が肥厚した末梢気腔が急に開放して破裂音が発生します（図 4.27 ⓐ）．くしゃくしゃに丸めた少し固めのレジ袋が広がっていくときの感じです．蜂窩肺では 5 mm ほどに拡張したハチの巣のような気腔が開いていくときに音が発生します（図 4.27 ⓑ）．

図 4.27 ファイン・クラックルの発生機序

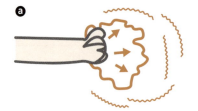
ⓐ 折りたたまれたり，虚脱していた末梢気腔が一気に開いてクラックル音を発生させます．

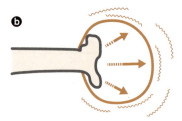
ⓑ 虚脱していた蜂窩肺が一気に開いてクラックル音を発生させます．

ファイン・クラックルは，吸気の終末近くまで聴取されることが特徴[17]です．しかし，吸気後半よりも，吸気の中間，吸気全般のほうが多いとする報告[18]もあります．呼気でもわずかに聴かれます[17,19]．

間質性肺炎ではファイン・クラックルが重要な診断の要素になります[16,20,21]．両側肺底部で，ほぼ左右対称に，吸気時間の半分以上，吸気終末近くまで持続するのが特徴です．

また，クラックルの直前に吸気の短いウィーズ様の楽音スクオークが聴かれることがあります．クラックルを発生する肺胞（気腔）につながる気道の開放するときの通過音と考えられています[22]（☞ 46 ページ）．

特発性間質性肺炎（usual interstitial pneumonia＝UIP）だけでなく，蜂窩肺を示さない非特異的間質性肺炎（nonspecific interstitial pneumonia ＝ NSIP）や，**膠原病に合併する間質性肺炎などでも，高率にファイン・クラックルが聴取されます**[23]．

石綿肺では胸部 X 線で異常が見られる前に，両側肺底部や腋窩の下部でファイン・クラックルが聴取されます[24,25,26]．

珪肺は，末梢気道周囲のシリカ肉芽腫による粒状陰影が特徴ですが，肺胞病変は軽微です．このため大陰影を伴う進行例でもクラックルが聴取されることは稀です．珪肺でクラックルが広範に聴取される場合は，膠原病や間質性肺炎の合併などを考える必要があります[27]．

3.2.2 コース・クラックル

コース・クラックルは，バリバリと表現される発音間隔が不揃いな粗い感じの音です．吸気の比較的に早期から聴こえます 🔊 4.18 ．

🔊 4.18

気管支を閉塞していた分泌物の膜が吸気や呼気で急激に破裂して音が出ます（図 4.28）．

図 4.28 コース・クラックルの発生機序

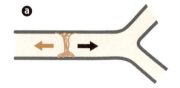 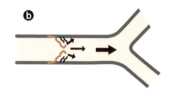

気管支を閉塞していた分泌物（オレンジ色）の膜（ⓐ）が，吸気（黒色矢印）や呼気（オレンジ色矢印）で急激に破裂（ⓑは吸気）して音が出ます．

気道の急激な開放のタイミングと開放時に発生する音は，痰の粘さや固さによって変化します．実験では，気道内に液体（ゲル）を入れると，粘度が高いほどクラックル音は高調で数は少なく，小さな音になります．

粘度が低い（痰が柔らかく切れやすい）ときには低調音の輪転機雑音（ランブル）と呼ばれるような途切れない音になります．実際に聴診しても，痰が固くて切れにくい場合にはクラックルに近い音になったり，擦（こす）れたような音になったりします．

コース・クラックルは，肺水腫，細菌性肺炎など，主に肺実質（肺胞腔を満たす）の病変で聴かれますが，気管支拡張症のような気道病変でも聴かれます．

肺炎のクラックルは吸気で，やや早期から 5 個前後のクラックル音が聴かれます[20]．クラックルがある部分に肺炎がある可能性が高くなりますが，クラックルを肺炎の診断根拠とするには感度，特異度や，画像所見との一致率などが不十分という批判もあります．実際に，狭い範囲の肺炎ではクラックル音も小さく，聴こえる範囲も狭いので，聴き落とすことがしばしばです．肺炎の診断には画像による確認が重要です．

肺胞性肺水腫では，肺胞に水分が多量に漏出します．水腫液で満たされた肺胞腔や末梢気腔が吸気で急激に広がり，コース・クラックルが発生します．クラックルは多くは両側の主に背側，下肺野で吸気に聴かれます．

　肺水腫でコース・クラックルが聴かれるタイミングは，重症度によって異なります．間質性肺水腫に近い比較的軽症ではファイン・クラックルでどちらかといえば吸気の中間から後半に強く，泡沫状の血痰も出るような重症ではコース・クラックルで吸気全般，という印象があります．肺炎の合併も必発と考えます．

　肺水腫では，心臓喘息が合併したり，喫煙者でCOPDの合併があればコース・クラックルだけでなく，ウィーズも聴取します．気管支拡張薬やステロイド剤の投与が必要か，という大事な所見です．

　気管支拡張症では呼気のコース・クラックルも聴かれます．とくに喀痰が多いウエット・タイプでは高率にコース・クラックルが聴かれます．喀痰量が多いときには，コース・クラックルやランブルが多く，喀痰量が減ると，コース・クラックルもランブルも減少します．

　ファイン・クラックルかコース・クラックルかの区別が難しいときは，クラックルの聴こえる範囲は鑑別診断の参考になります（表4.1）．

表4.1　クラックルを聴取する部位と考えられる疾患，病態

聴かれる部位		可能性が高い疾患，病態
背部では，	右側だけ	誤嚥性肺炎
	左側だけ	心拡大があるときの肺炎 人工呼吸中の肺炎
	両側	反復性誤嚥性肺炎 間質性肺炎 肺水腫(心不全)＊
前胸部では，右，左片側でも両側でも		中葉舌区症候群　（副鼻腔気管支炎）
上記以外の部位		細菌性肺炎

＊心不全ではひどくなれば肺野全体で聴かれます．この場合は起坐呼吸や頸静脈怒張など，明らかな他の所見も伴います．

> **まとめ**
>
> ### クラックル(断続性ラ音)
>
> - 断続性ラ音は，パチパチとした切れぎれの音．
> - 肺実質(肺胞)に病変があるとき，気管支に分泌物が貯留しているときに聴かれる．
> - 発生機序は，閉じていた気道や末梢の気腔の急激な開放・虚脱
> - ①ファイン・クラックルと②コース・クラックルに分けられる
>
> | | ファイン・クラックル | コース・クラックル |
> | --- | --- | --- |
> | 特徴 | パチパチ・パリパリ
比較的そろったピッチの高い音 | バリバリ
不揃いの粗い音 |
> | 発生機序
病態 | 吸気の流速にかかわらず，一定の吸気量で，肺が一定容量に達したときに発生
吸気により拡大し，肺胞壁が肥厚した末梢気腔が急に開放して破裂音が発生 | 気管支を閉塞していた分泌物が吸気や呼気で急激に破裂 |
> | タイミング | 吸気の終末近くまで聴取
呼気でもわずかに聴取 | 吸気の始まり近くから |
> | 疾患 | 間質性肺炎
石綿肺 | 肺実質の病変：
　肺炎，肺胞性肺水腫
気道病変：
　気管支拡張症 |

3.3 その他の副雑音

3.3.1 胸膜摩擦音 🔊 4.19

少量の胸水があるときに，呼吸に伴って壁側胸膜と臓側胸膜が擦れる音です．ギュッという感じのカサカサする感じの音ですが，クラックルのようにも聴こえます．胸水が多いと聴こえません．肺の手術後に一番よく聴こえます．

3.3.2 Hamman's sign あるいは Hamman's crunch

縦隔気腫あるいは左の気胸で心収縮に伴ってパリパリ音が聴こえます．面白い所見ですが，聴こえにくいことも多いので，診断や治療経過を診るのには重視していません．

3.3.3 握雪音 🔊 4.20

皮下気腫がある部分に聴診器を押しつけると，ギュッギュッのような，少し湿った雪を握りつぶすときのような音がします．これが握雪音です．指で押さえても似たような音（振動）を触れます．触ったときに感じる振動を握雪感と表現することもあります．

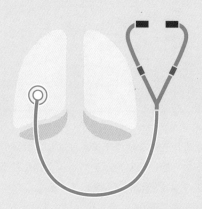

chapter 5

疾患・病態と肺音

これまでは，肺音から疾患や病態を考えてきました．この章では，代表的な疾患で，どのような肺音が聴かれるかを学びます．

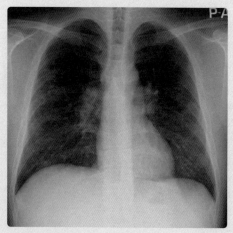

多中心性キャスルマン病の胸部 X 線
（☞ 詳細は 80 ページ）

1 肺炎
2 間質性肺炎
3 気管支喘息
4 慢性閉塞性肺疾患
5 人工呼吸管理の聴診
　5.1 気道分泌物の貯留
　5.2 肺炎の合併
　5.3 気胸

chapter 5 疾患・病態と肺音

1 肺炎

　細菌性肺炎はクラックルが聴こえる代表的な疾患です．発症して直後の炎症が強いときには，吸気の初めのほうから粗い感じのパチパチ音が聴かれます．これが典型的なコース・クラックルです 🔊5.01．回復してくると，だんだんとクラックル音の始まりが遅くなります 🔊5.02．音も細かい（ファインな）感じになって，ファイン・クラックルと区別がつかなくなり，やがて聴こえなくなります．

　肺炎でも，下葉全体のような大葉性（右肺は上，中，下の3葉，左肺は上，下の2葉に分かれます）肺炎の広がりがあれば，聴診で診断することもできます（図5.1）．しかし，肺区域（右肺は10，左肺は9の区域に分けられます）単位くらいの肺炎では，聴診で病変部位を指摘することは難しくなります（ほぼ 図1.9）．

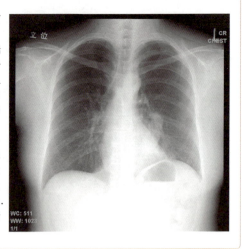

図 5.1　聴診で分かった大葉性肺炎

人工関節手術後，他院に入院リハビリ中の40歳女性．
もともとステロイド依存性の重症喘息で治療を受けています．数日前から激しい咳が出るようになり，吸入ステロイドの減量が原因かもしれないと紹介受診しました．発熱や痰の喀出はありません．
聴診してみると左の肺底部でコース・クラックルが聴こえます．実は入院中の病院で2日前に撮影した胸部X線があって左下葉に心臓と重なるように肺炎陰影を認めました．発熱などの肺炎症状がステロイドでマスクされていたようです．

肺炎のコース・クラックルは，病変に近い部位でしか聴きとれません．chapter 1 の「3　聴診する部位」で述べた（☞ 9 ページ）ルーチンの聴診だけでは聴き落とす可能性が高くなります．少しがっかりですが，胸部 X 線で部位を確認すれば聴こえます．「な〜んだ，レントゲンを撮ったほうがいいの？」と思うかもしれません．しかし，聴診は狭い範囲の肺炎の最初の診断には役に立ちにくいのですが，経過の確認には非常に役に立ちます．一度聴いて場所が分かれば，聴診で改善や悪化が分かるので，胸部 X 線の必要回数もずっと減り，患者さんも診察を楽しみにするようになります．

　肺炎球菌などの細菌性肺炎は，このように聴診で分かりますが，非定型肺炎では違います．マイコプラズマ肺炎もよくある肺炎ですが，細菌性肺炎に比べて咳が強く，長引くのが特徴です．痰は少なく，空咳が続きます．広範囲に肺炎陰影を認めても，意外にクラックルが聴こえません．

　咳が激しく，胸部 X 線所見が強い割にクラックルが少なければ，マイコプラズマ肺炎のような非定型肺炎を考えますが，マイコプラズマ肺炎でも重症ではクラックルが聴かれます．肺炎球菌などとの混合感染もあるので，クラックルが聴こえてもマイコプラズマの感染は否定できません．

　高齢化社会になり，高齢者の肺炎を診る機会が多くなりました．一般に，誤嚥性肺炎は右肺の S2（上葉の背側を占める区域），S6（下葉の頭側背側の区域）（図 1.9 ❺❻から少し下＝尾側にかけて）と S9，S10（下葉の尾側で背側の区域）（図 1.9 ❼❽）でよく起こる，とされています．飲酒などの後で見られる急性の誤嚥性肺炎はその通りですが，高齢者では両側の下葉，肺底部（横隔膜の直上：図 1.9 ❼❽）のほうが多く，背中が丸くなったりして，いつも側臥位で寝ている人では下側に誤嚥性肺炎が見られます．

　少量の誤嚥を繰り返す反復性誤嚥性肺炎では，間質性肺炎と同じような両側肺底部に線状網状陰影が認められ，ファイン・クラックルも聴かれるので，間質性肺炎との区別は画像でも，肺音でも困難です．高齢で，日常活動量が低下している人たちでは発熱，咳嗽が自覚されないままに病変が進行していることもよくあります．

　急性の誤嚥性肺炎も高齢者では下葉に多く発生します．日常活動に支障がな

く，会話も本当にしっかりしている方でも，喉の機能は別のようです．いずれにしても，背部で強いクラックルを聴取したら，とくに高齢者では，誤嚥性肺炎の可能性を考えましょう．

> **まとめ**
> **肺炎の肺音**
> - 細菌性肺炎では，クラックルが聞こえる．回復に伴い，コース・クラックルからファイン・クラックルのように変化する．
> - 重症のマイコプラズマ肺炎では，クラックルが聴かれる．
> - 反復性の誤嚥性肺炎では，両側肺底部でファイン・クラックルが聴かれる．

chapter 5　疾患・病態と肺音

2　間質性肺炎

　間質性肺炎はファイン・クラックルが聴かれる代表的な疾患です[16, 20]．肺底部で左右対称にクラックルが聴かれたら間質性肺炎を疑います 🔊5.03．クラックルは間質性肺炎の有力な診断根拠[21]で，バチ指があれば間質性肺炎の疑いはさらに強くなります．

　間質性肺炎のファイン・クラックルは，体位で聴こえ方が大きく変化します．
肺底部で一番よく聴かれますが，心臓との位置関係で，相対的に低い位置（例えば，背臥位で聴診器を差し込んで聴く）では大きく聴こえ 🔊5.04，高い位置（腹臥位で肺底部で聴く）では聴こえにくくなります 🔊5.05．通常の坐位での聴診 🔊5.06 は，肺底部は心臓よりもやや低い位置になるので，比較的よく聴こえる体位です．

　健常者でも，寝ていたり半時間以上じっと座っていたり，の後で聴診すると最初の深呼吸でファイン・クラックルが聴こえることがあります．大きな咳を数回させて消えれば問題ありません．肺の下部の縮みによる無気肺が開いていくときのクラックルで，病的な副雑音ではない，と分かります．

　ファイン・クラックルは，蜂窩肺を伴う通常型間質性肺炎（usual interstitial pneumonitia：UIP）と同様に，蜂窩肺がない非特異的間質性肺炎（nonspecific interstitial pneumonitia：NSIP）でも聴かれます．

　関節リウマチなどの膠原病に合併する間質性肺炎や，急性肺障害に続発する間質性肺炎など，原因を問わず高率にクラックルが聴取されます[23]．

　間質性肺炎ではクラックルの直前に吸気の短いウィーズ様の楽音スクオークが聴かれることがあります 🔊5.07．クラックルを発生する肺胞（気腔）につながる気道が開くときの通過音です[22]（☞46ページ）．

　また，スクオークよりも持続の長いウィーズが聴かれれば，CPFE（combined pulmonary fibrosis and emphysema）の可能性もあります 🔊5.08．間質性肺炎とCOPDの両方の要素がある病態です．

原因の異なる，さまざまな間質性肺炎でファイン・クラックルが聴かれますが，どの間質性肺炎でも急性増悪すると，コース・クラックルに近い音質になります 5.09．この場合でも**姿勢の影響を強く受けるので，病勢の比較には一定の姿勢で聴診することが大事です**．

> **まとめ　間質性肺炎の肺音**
> - 間質性肺炎は，ファイン・クラックルが聴かれる代表的疾患．
> - ファイン・クラックルは姿勢の影響を受ける．
> - 肺底部で左右対称にファイン・クラックルが聴かれる．
> - クラックルの直前にスクオークが聴かれることがある．
> - 急性増悪になると，コース・クラックルに近い音質になる．

chapter 5　疾患・病態と肺音

3　気管支喘息

　ウィーズが聴かれる代表的な疾患です[28]．ウィーズが普段から聴かれるようであれば，あまりコントロールがよくない，と考えます．あるいは，器質的な気道狭窄があるかも知れません．発作時のウィーズがモノフォニック・ウィーズ（☞ 図 4.20）か，ポリフォニック・ウィーズ（☞ 図 4.22）かで治療が異なります．

　ヒュ〜のように，笛を1本だけ鳴らしたような澄んだ音（☞ 🔊4.10）ならば気管支拡張薬の吸入で簡単によくなります．呼気のモノフォニック・ウィーズは少し息苦しさを伴うこともありますが，重篤感はありません．
　吸気だけのモノフォニック・ウィーズは，喘息発作というほどではない，局所（肺区域程度）だけの気道攣縮や気道分泌物の貯留で聴かれます．半時間もすれば吸気のモノフォニック・ウィーズは消えて，また他の部位で少し聴こえたりします．普段のコントロールが今一つかな，という所見ですが自覚症状がなければ，すぐに治療する必要はありません．丁寧に聴診していると，ほとんど自覚症状がない，安定した喘息の患者さんでも聴かれることがあります．ただ，「1週間前に風邪をひいた」，とか「普段より少し咳が多い」，ということも多いので，吸入ステロイド（ICS：inhaled cortico steroid）を忘れないように気を付けましょう，とお話します．

　ギュ〜のような濁った音がするとき（☞ 🔊4.13）は，ステロイドの全身投与（重症ならばすぐに点滴します）が必要です．複数の気管支狭窄部位からのウィーズ音が混じってポリフォニック・ウィーズになります．音が濁っている＝音源の数が多い，ということで，狭窄部位が多いことを示します．とくに持続の長いポリフォニック・ウィーズは狭窄している範囲が広く長いので，治療には大量のステロイドが必要になります．

　吸入ステロイドが少し足りないときには，わずかなランブルが前胸部鎖骨下で聴こえます．十分に深く吸入できていないときにも聴こえます．アレルギー

性喘息のときは，前胸部中葉舌区にランブルが聴こえやすくなります（図5.2）．

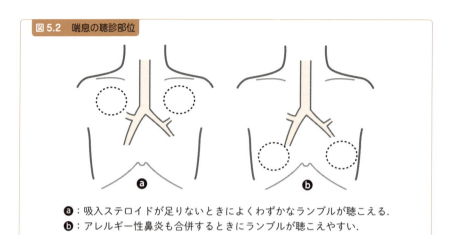

図5.2 喘息の聴診部位

ⓐ：吸入ステロイドが足りないときによくわずかなランブルが聴こえる．
ⓑ：アレルギー性鼻炎も合併するときにランブルが聴こえやすい．

> **まとめ**
>
> **気管支喘息の肺音**
>
> - 気管支喘息は，ウィーズが聴かれる代表的疾患．
> - モノフォニック・ウィーズであれば軽症で，気管支拡張薬の吸入でよくなる．
> - ポリフォニック・ウィーズであれば重症で，ステロイドの全身投与が必要．
> - ランブルは吸入ステロイドが足りなかったり，十分に深く吸入できないときに聴かれる．

chapter 5　疾患・病態と肺音

4 慢性閉塞性肺疾患
chronic obstructive pulmonary disease：COPD

　肺音が左右とも聴こえにくい疾患の代表です．COPDで呼吸音が減弱するのは，肺が過膨張になって，音が胸壁に伝わりにくくなるのと，過膨張のために気管支内を通る気流速度が遅くなり，乱流が発生しにくくなる（＝音が小さくなる）ためです．感染による悪化などのない安定期の重症COPDでは呼吸音が小さくなると思います．

　しかし，むしろはっきりと聴こえる，という報告もあります．COPDでは喘息と同じように気道狭窄が起こるので，換気量が同じなら気流はむしろ速くなることもあり得ます．とくに感染増悪では気管支が炎症のためにより狭くなりますから，気管支音化したり，ときにはウィーズが出ます．COPDの悪化時のウィーズはポリフォニック・ウィーズが多く，一時的に大量のステロイド投与が必要といわれています．

まとめ

COPDの肺音

- COPDでは呼吸音が減弱する．
- 悪化時は，気管支音化したり，ひどいときには，ポリフォニック・ウィーズが出る．

chapter 5 疾患・病態と肺音

5 人工呼吸管理の聴診

🔊 5.10

人工呼吸管理の聴診では，気管チューブやマスクの空気流入音が響いて気管支音化します 🔊 5.10．それ以外に，3つ気を付ける点があります．

①気道分泌物の貯留
②肺炎の合併
③気胸

5.1 気道分泌物の貯留

ほぼ全例で見られます．まず患者さんの胸に手を当ててみると，ゴロゴロという感じの雑音を触れます．気道分泌物の貯留が多いと簡単に手で触れます．50 Hz以下の低周波の成分が強いと，触ったほうがよく分かります．手で触って分かるようだと，かなりの量が比較的太い気道（気管，気管支）に貯留しているので，すぐに吸痰が必要な状態です．人工呼吸管理の吸気圧も上昇していることが多いので確認してください．

次に聴診器を当てます．手を当てて分からない程度でも，ゴロゴロした感じの音や，少しカサついた感じの雑音が聴かれることがあります．ドロドロした感じ音のときは痰が柔らかく，吸痰しやすいです．カサカサした感じでは，痰が固いので，加湿器の温度を上げて，ネブライザーを使ったりします．ギュ～やキュッという感じの短いウィーズもあれば，気管支拡張薬の吸入が有効です．

このように気を付けて聴診していると，痰の固さや，粘りなどが分かるようになり，加湿，加温やネブライザーの使用などがうまく判断できます．吸痰では，カテーテルが気道内に入る刺激で繊毛運動が障害されることが分かっています．聴診所見にかかわらず，吸痰前には気管支拡張薬の吸入をしておくとよいでしょう．

痰が柔らかくなってもうまく吸痰できないときは，体位ドレナージをします．体位ドレナージは，聴診で痰があると思う部位を気管分岐部よりも上になるようにします．気管分岐部は第2～3肋間で，ちょうど前胸壁と背面の真ん中あ

たりと考えてください．この体位でスクイージング（呼気の後半で1～2kg程度の力でそっと胸壁を押し込みます）や，カッピング（手のひらをカップ状にして手首を胸壁に軽く当てて固定しながらポコポコと優しい音をたてるように叩きます）をすると，吸痰しやすくなります．痰が十分に柔らかく，動きやすい状態にしてからでないと，患者さんも医療者も疲れるばかりで，却って具合が悪くなります．聴診で痰の状態が見極められるようになりましょう．

> Note **カッピング**：患者さんが痛いと感じるのは強過ぎです．気持ちよいと感じるカッピングができるように練習しましょう．

5.2 肺炎の合併

　肺炎は人工呼吸管理でよく見られる合併症です．VAP（ventilator associated pneumonia：バップ）と呼ばれています．一番よく見られ，また分かりにくい部位は左の下葉です．心臓の裏になり，肺の動きが制限されて肺炎が起こりやすいようです．とくに心肥大があると左の下葉気管支が拡大した左心房で圧迫されて，よけいに肺炎が起こりやすくなります．胸部X線も心陰影と重なるので病室撮影で通常よりももっと見にくくなりますが，横隔膜と下行大動脈のシルエットが分かりにくくなるのが特徴です．

　聴診は，布団についている背面でクラックルが聴かれる 🔊5.11 ので，こすれ音などの雑音と紛らわしく，簡単ではありません．体の向きを変えたり，布団を手背で押し下げるようにして聴診器をすべり込ませたりして聴診します．肺炎が広がっていると側胸部でも聴こえます．体位ドレナージも兼ねて，体位を変えるのがよいと思います．

　左の下葉以外でも，背側の肺炎が多いので，聴診ではみつけにくく，発熱や吸引痰が黄色くなったりしたときには，胸部X線で確認しましょう．

5.3 気胸

　気胸に気付くのは人工呼吸器の吸気圧が急に高くなったときです（喀痰貯留でも高くなるので気を付けましょう）．

　聴診では，患側の呼吸音の減弱は，かなりひどくならなければ分かりません．緊張性気胸になると，ウィーズが出現することもあります．気胸は聴診では分かりにくい，ということを憶えておきましょう．

> **まとめ　人工呼吸管理の聴診**
>
> - 胸を触ってみる．
> - 人工呼吸管理の聴診では，気管チューブやマスクの空気流入音が響いて気管支音化する．
> - 気道分泌物が貯留していないか，肺炎を合併していないか，気胸になっていないか，に注意する．

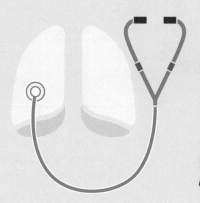

chapter
6

肺機能と肺音

　閉塞性換気障害を示す代表的な疾患，COPDの感染増悪や，喘息の発作ではウィーズが聴かれます．また，拘束性換気障害を示す代表的な疾患，間質性肺炎ではクラックルが特徴的に聴かれます．

　閉塞性換気障害では呼出するときに，気管支が狭くなります．このためにウィーズが聴かれやすい状態になるのです．拘束性換気障害では，肺が固くなり，広がりにくくなります．このように縮んだ気腔が吸気で一気に開くとクラックルが発生します．逆にいえば，ウィーズが聴かれるときは閉塞性換気障害がある，と予測できるし，クラックルが広範囲で聴こえれば拘束性換気障害がある，と予測できます．このように肺機能と肺音は密接な関係があります．

1　閉塞性換気障害と肺音
2　拘束性換気障害と肺音
3　拡散障害と肺音

chapter 6　肺機能と肺音

1　閉塞性換気障害と肺音

閉塞性換気障害は，最大努力で1秒間に呼出できる量（1秒量：FEV1）を最大努力で最後まで吐ききった量（努力性肺活量：FVC）で割った1秒率（FEV1%）

$$FEV1\% = FEV1/FVC \times 100$$

が70％以下，と定義されています．

しかし，ウィーズは少し強く呼出すれば1秒率がもっと高くても聴かれます．フローボリュームを見てみましょう．ウィーズがなぜ出るのか，分かりやすくなります．

図6.1 の横軸は呼出量で左から右のほうに呼出していきます．縦軸はフローで呼出する勢いを示します．正常では，フローはピークを過ぎてから直線的に低下していきます．COPDや喘息では，フローのピークを過ぎてから急にフローが低下していきます．これを下降脚が下に凸になっている，といいます．これは気道が急に狭くなってウィーズが発生しやすい状態になっていることを示します．右の図では1秒率は78％と正常範囲ですが，咳が多い状態で，咳き込んだり，強く呼出したりするとウィーズが発生します．

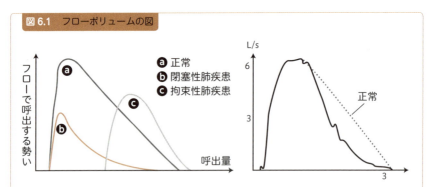

図6.1　フローボリュームの図

ⓐ 正常
ⓑ 閉塞性肺疾患
ⓒ 拘束性肺疾患

右図は，68歳，男性，薬剤師．長時間作動性抗コリン薬の追加投与後の肺機能．1秒量：2.48（106％），1秒率：78％，V25：0.65（44％）．1秒量は正常範囲ですが，V25は低下しており，末梢気道障害は残存しています．

1 閉塞性換気障害と肺音

　COPDと喘息が閉塞性換気障害を示す代表的な疾患です．どちらも悪化するとウィーズが出ます．軽度の悪化ではモノフォニック・ウィーズ，中等度以上の悪化ではポリフォニック・ウィーズが出ます．また，吸気だけのウィーズは比較的末梢の気管支の部分的な狭窄で発生します🔊6.01．呼気のウィーズは比較的中枢の気管，気管支の狭窄で発生します．

　もう少し気を付けて聴診すると，ウィーズの出る前の軽い気道攣縮も分かります．COPDと喘息でも，まったく気道炎症や攣縮のないときの呼吸音は，呼気がほとんど聴こえない肺胞音です．少し気道攣縮が加わると気管支が少し狭くなり，気管支音化します．つまり，呼気もはっきり聴こえるようになります．

　COPDも喘息も，肺機能では閉塞性換気障害が強くなって，1秒量が低下します．喘息では，モノフォニック・ウィーズが聴かれるときに気管支拡張薬を吸入すると，自覚症状が改善し，モノフォニック・ウィーズは消失して1秒量が増加します．ポリフォニック・ウィーズが聴かれるときは，気管支拡張薬の吸入だけでは良くならず，ステロイドの点滴が必要です．点滴の効果は出始めると，最初はウィーズの持続が短くなり，だんだんモノフォニック・ウィーズに近い少し澄んだ音になってきます．

　安定期でコントロールもよい中等症以上のCOPDでは，肺胞音が聴こえにくくなります．呼吸音が distant = 遠く聴こえる，と記載します．呼吸音が弱い，減弱している，でもいいと思います．肺音解析をすると，軽症のCOPDでは呼吸音はむしろ強く聴こえる，という報告もありますが，経験的には聴診で気付くほどの強さではありません．

　喘息の安定期は肺胞音がほぼ全体に聴こえます．自覚症状はない程度でも，コントロールが少し悪くなると気管支音化し，呼気がはっきり聴こえるようになります．肺機能ではわずかに1秒量の低下が捉えられるか，どうかという程度です．一見，問題はなさそうですが，この状態で風邪をひくと喘息発作を起こします．呼気が聴こえない，きれいな肺胞音のときは，風邪をひいても発作が起きにくいので，気管支音化していれば吸入ステロイドの使用が十分か，などに注意します．

　呼気がはっきり聴こえる気管支音化は，きれいで空気の流入もよい音に聴こえますが，実は軽度の気道狭窄を疑う音です．聴診では，呼気がどの程度聴こえるのかに，いつも注意しましょう．

　吸入ステロイドを使っている人だと，前胸部，鎖骨の下でわずかな吸気ラン

ブルが聴かれることがよくあります．患者さんに聴かせて，ここまで薬が届くように，しっかり大きく吸入しましょう，というと吸入ステロイドをしっかり吸入することの重要性がよく分かるようです．鎖骨がグッと上がるまで吸入するように指導します．また，アレルギー性鼻炎もある患者さんたちは，前胸部の下部，右の中葉，左の舌区のあたりで吸気ランブルがよく聴かれます．この部分の音が増強しているときは，鼻の調子も悪いようです．ロイコトリエン拮抗薬や抗アレルギー薬の効果が期待できます．

　強い閉塞性換気障害があっても，ウィーズの聴かれない代表的な疾患は，閉塞性細気管支炎（BO：bronchiolitis obliterans）です．気管支音化もありません．BOは，関節リウマチに合併することもありますが，最近では臓器移植（骨髄移植も含めて）でも見られます．画像では診断しにくい疾患ですから，肺機能と聴診所見が診断の大きな根拠になります．画像診断には，胸部CTを吸気と呼気で撮影し，比較すると呼気でも呼出ができない部分が黒っぽく映ります．air trapping（エアー・トラッピング）と呼ばれる所見で，これがあればBOの可能性が高くなります．

> **まとめ　閉塞性換気障害と肺音**
>
> - 閉塞性換気障害を示す代表的な疾患はCOPDと喘息．
> - 軽度の悪化ではモノフォニック・ウィーズが，中等度以上の悪化ではポリフォニック・ウィーズが出る．
> - 吸気だけのウィーズは比較的末梢の気管支の部分的な狭窄で発生する．
> - 呼気のウィーズは比較的中枢の気管，気管支の狭窄で発生する．
> - 強い閉塞性換気障害があっても，ウィーズの聴かれない代表的な疾患は，閉塞性細気管支炎．

chapter 6　肺機能と肺音

2 拘束性換気障害と肺音

拘束性換気障害の主な原因は,

①間質性肺炎のように肺が固くなる
②広範な胸膜肥厚によって肺が広がりにくい
③神経筋疾患や胸郭の異常で肺を広げにくい

に分けられます.

　聴診で異常があるのは,①の間質性肺炎です.②の広範な胸膜肥厚は慢性の経過で,肺自体にも問題はないので,胸膜摩擦音もなく,異常はありません.③の神経筋疾患でも聴診所見に異常はありません.
　拘束性換気障害で聴診所見に異常があれば,間質性肺疾患を考えます.

　間質性肺炎(IP：interstitial pneumonia)では,特発性でも膠原病に合併するIP(NSIPがない)でも,ほとんどの例でファイン・クラックルを聴取します.肺底部に強く,左右ほぼ対象に聴かれます.このファイン・クラックルは,姿勢による影響の大きいのが特徴です.上半身を前に曲げて聴くと,クラックル音は減弱します.
　間質性肺炎の中でも特発性器質化肺炎(cryptogenic organizing pneumonia)は肺炎に似た陰影を示すことが多く,クラックルが聴こえにくいという特徴があります.
　過敏性肺炎(HP：hypersensitivity pneumonia)では,IPよりも細かく揃った感じのファイン・クラックルが聴かれます.慢性期になると,画像・肺音・経過とも特発性の通常型間質性肺炎(usual interstitial pneumonia)と区別がつかなくなります.

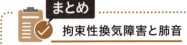

まとめ　拘束性換気障害と肺音

- 拘束性換気障害で聴診所見に異常があれば，間質性肺疾患を考える．

chapter 6　肺機能と肺音

3　拡散障害と肺音

　拡散障害は，肺胞になんらかの病変があることを示します．肺胞壁が破壊され断裂する COPD と，肺胞壁の肥厚が著しい間質性肺炎がその代表です．肺循環障害でもある程度拡散能は低下しますが，COPD や間質性肺炎と比べると拡散能の低下は軽度です．肺高血圧や，肺血栓塞栓症のような肺血管疾患だけでは，かなり重症でも拡散能は 30％程度の低下（予測値の 70％程度）です．

　肺循環障害では肺音に異常がなく，COPD でも先に説明したように聴診所見の異常は軽微です．間質性肺炎が一番聴診所見の異常が多い拡散障害を伴う肺疾患です．間質性肺炎のようなびまん性の陰影があるにもかかわらず，拡散能が正常あるいはむしろ上昇しているときは肺胞出血（図 6.2）を考えます．肺胞出血は聴診で異常がないのが特徴です．肺胞出血は心不全，肺水腫と合併することもよくあります．このときは両側で広範にクラックルが聴かれます．

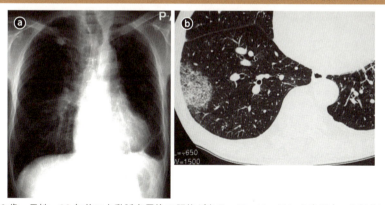

図 6.2　クラックルが聴かれないことが診断のきっかけになった肺胞出血例の胸部 X 線と CT

80 歳，男性．20 年前に大動脈弁置換の既往があり，ワーファリンを内服中．3 年前に禁煙しましたが，かなりの喫煙歴があります．1 か月間で息切れが進行し，低酸素血症も認めました．心拡大はありません．胸部 CT では広範なすりガラス陰影と一部に濃厚な部分も認めます．脈拍 74 呼吸数 24 と脈拍の割に呼吸数が多いこと（ふつうは脈拍は呼吸数の 4〜5 倍）とで呼吸の障害を疑い，広範なすりガラス陰影があるのに，クラックルが聴こえないことが診断につながりました．

> **まとめ　拡散障害と肺音**
>
> - 拡散障害の代表的疾患は，COPDと間質性肺炎．
> - 間質性肺炎が一番聴診所見の異常が多い．

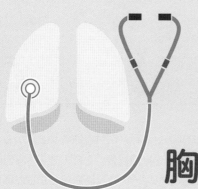

chapter 7

胸部X線・CTと肺音

> 胸部X線で肺炎のような陰影があったとき,クラックルが聴こえれば細菌性の肺炎,聴こえなければマイコプラズマなどの非定型肺炎を最初に考えます.
> このように,肺音も画像と組み合わせて考えると,さらに診断しやすくなります.ここでは,代表的な肺の陰影と肺音の関係をみてみましょう.

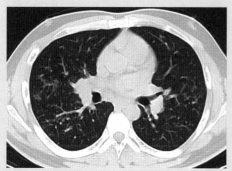

多中心性キャスルマン病のCT像
(☞詳細は80ページ)

1 肺野浸潤影と肺音
2 肺門陰影と肺音
3 びまん性陰影と肺音
4 胸部X線異常のないとき

chapter 7　胸部 X 線・CT と肺音

1 肺野浸潤影と肺音

　肺野浸潤影が両側にあり，左右対称のときは，間質性肺炎など，なんらかの免疫的な機作があると考えられる疾患（感染症以外）を考えます．両側の下肺野に浸潤影やすりガラス陰影があり，聴診で，とくに肺底部で左右対称にクラックルが聴かれれば，間質性肺炎を考えます．感染症で左右対称に近い陰影を示すことがあるのは，非定型肺炎ですが，これも宿主の免疫反応が大きくかかわっています．

　陰影が片側だけか，明らかに左右差があれば，間質性肺炎以外の疾患を考えます．例えば，聴診で片側だけにクラックルがあれば細菌性肺炎の可能性が高くなります．

　浸潤影があってもクラックルが聴こえなければ，マイコプラズマ肺炎などの非定型肺炎や，好酸球性肺炎，COP（cryptogenic organizing pneumonia：特発性器質化肺炎）や薬剤性肺障害を考えます．

> **まとめ　肺野浸潤影と肺音**
> - 両側の下肺野にすりガラス陰影があり，肺底部で左右対称にクラックルが聴かれれば，間質性肺炎を考える．
> - 陰影が片側または左右差があるときは，間質性肺炎以外から考える．
> - 浸潤影があってもクラックルが聴こえなければ，非定型肺炎を考える．

chapter 7　胸部 X 線・CT と肺音

2 肺門陰影と肺音

肺門の腫大があれば，3 つの原因が考えられます．

①肺動脈の拡大（肺高血圧などによります）
②肺門リンパ節腫大（サルコイドーシスや悪性リンパ腫が代表です）
③肺門に重なる肺野陰影（下葉の S6 が多い）

①の肺動脈の拡大の原因のほとんどは肺高血圧です．肺音には異常ありません．稀に成人まで発見されなかった心房中隔欠損（ASD：atrial septal defect）や，僧帽弁膜症もありますが，肺循環障害では肺音に異常はありません．心音では IIp（2 音肺動脈成分）の亢進に気を付けます．

②の肺門リンパ節腫大の原因になるサルコイドーシスも，肺音に異常が出にくい肉芽腫性肺疾患です．肺門リンパ節腫大に肺野病変を合併していてもクラックルなどは生じません．また，悪性リンパ腫でも肺音に異常はありません．肺小細胞癌でも肺門リンパ節腫大がよく見られます．この場合も肺音には異常ありません．

③の肺門に重なる肺野陰影では，両側下葉の S6 がちょうど肺門に重なって見えるので，この部分の肺炎や結核があると，肺門陰影になります．この部分の肺炎では，肩甲骨の下のあたりを注意して聴くと，クラックルが聴こえます．結核は肉芽腫性疾患でやはり肺音はほぼ正常です．

肺門陰影と肺音

- 肺門に重なる肺野陰影でクラックルが聴こえた場合は肺炎を考える．
- クラックルが聴こえなければ，リンパ節や肺動脈の腫大を考える．

chapter 7　胸部 X 線・CT と肺音

3　びまん性陰影と肺音

　左右対称に近いびまん性陰影があり，クラックルも聴取すれば間質性肺炎の可能性が高くなります．左右非対称の陰影で，クラックルを聴取すれば細菌性肺炎などが考えられます．発熱や，膿性喀痰の有無を確認しましょう．

　起坐呼吸で広範にクラックルを聴取したら，肺水腫か COPD の感染増悪かも知れません．心陰影の拡大や肺門が不鮮明などの特徴もあれば，肺水腫の可能性が高くなります．クラックルに混じってウィーズが聴かれたり，膿性痰や発熱もあれば，COPD の感染増悪が疑われます．胸鎖乳突筋の発達があれば，疑いはより濃厚です．COPD はほとんどが喫煙者ですが，高齢者の肺水腫では，基礎疾患も虚血性心疾患が多く，こちらも喫煙に関連します．喫煙歴がなければ，心臓弁膜症，とくに僧帽弁や大動脈弁の疾患による慢性肺うっ血などの珍しい病態を考えます．軽症の慢性肺うっ血の安定期では肺音に異常はありません．

　びまん性陰影があっても肺音に異常がない，あるいは少ない疾患もあります．代表的なものはサルコイドーシス，粟粒結核，過敏性肺炎などの肉芽腫性肺疾患，薬剤性肺炎，それに癌性リンパ管症です．その他，リンパ脈管筋腫症（LAM：lymphangio-lyomymatosis）や，ランゲルハンス細胞組織球症（LCH：Langerhans cell histiocytosis），多中心性キャスルマン病（multi-cnetric Castleman disease，図 7.1）でも肺音には異常ありません．多発性の結節陰影や浸潤影をつくるウェゲナー肉芽腫症（Wegener's granulomatosis．最近では肉芽腫性多発血管炎＝ GPA：granulomatosis and polyangitis と呼ばれます）や好酸球性肺炎（EP：eosinophilic pneumonia），特発性器質化肺炎（COP：cryptogenic organizing pneumonia）でもクラックルは聴かれません．

図7.1 多中心性キャスルマン病

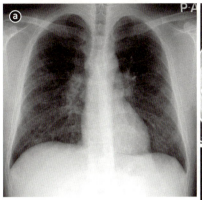
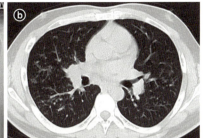
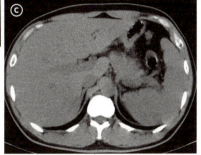

これだけびまん性の陰影があって，なおかつ全く肺音の異常がありません．この所見と高ガンマグロブリン血症から，すぐにキャスルマン病の診断ができました．

まとめ

びまん性陰影と肺音

- 左右対称に近いびまん性陰影があり，クラックルを聴取すれば間質性肺炎の可能性が高い．
- 左右非対称の陰影で，クラックルを聴取すれば細菌性肺炎を考える．
- 起坐呼吸で広範にクラックルを聴取したら，肺水腫を考える．
- 陰影があっても肺音に異常がないことも鑑別診断のヒントになる．

chapter 7　胸部 X 線・CT と肺音

4　胸部 X 線異常のないとき

　胸部 X 線異常のないときでも，聴診では異常を認めることがあります．代表的な疾患は気管支喘息などの気道疾患です．ウィーズ，ロンカイなどの連続性ラ音が聴かれます．気道疾患では，肺胞病変と違い胸部 X 線では異常は見られません．
　喘息の既往がない人で，風邪をひいた後などに咳が続き，ウィーズが聴かれることがあります．喘息様気管支炎で治療もマイコプラズマや肺炎クラミジア，百日咳感染を想定した抗菌薬投与と，喘息発作の治療になります．喘息発作や，喘息様気管支炎では，ウィーズに左右差があります．

　左右ほぼ同じようなウィーズが聴かれれば，気管腫瘍や縦隔腫瘍による気管，主気管支の圧迫が疑われます．気管支結核，反復性多発性軟骨炎（RPC：relapsing polychondritis）も同じように胸部 X 線で異常がなく，ウィーズやロンカイが聴かれることがあります．このような中枢気道の狭窄音は，上気道の狭窄音と同様にストライダーと呼ばれることもあります．

　中葉舌区症候群では，中葉舌区に気管支拡張性の病変があります．胸部 X 線では右の 2 弓や左の 4 弓の一部がシルエットアウト（辺縁が見えなくなる）することもありますが，側面写真や CT でようやく分かる程度の病変もあります．そのような軽度の変化でも前胸部の下部でランブルやロンカイ，ときにはクラックルが聴かれます．とくに風邪をひいたり，花粉症がでた後で，鼻の調子が悪いときによく聴かれます．

　肺胞病変では，クラックルが聴かれることが多く，たいていは胸部 X 線で異常があります．胸部 X 線で異常がないのにクラックルがある，という疾患は軽症の間質性肺疾患と中葉舌区症候群（≒副鼻腔気管支症候群）です．
　軽症の間質性肺炎では，すりガラス陰影が胸部 CT でようやく認められる程度で，通常の単純撮影では異常が認められないことがあります．この場合でも肺底部でファイン・クラックルが聴かれることがあります．

石綿肺は作業環境が改善されて，診ることは稀になりましたが，昔の石綿工場の検診の報告では，胸部X線で異常がない時期にクラックルが聴かれ始め，バチ指が認められることがあります．これは胸部X線で異常がない時期でも，すでに間質性の肺病変が始まっていることを示しています．

　中葉舌区症候群でクラックルも聴かれるときは，中葉舌区の気管支拡張性の病変が高度なときです．胸部X線では肺野に陰影が認められなくても，右の2弓や左の4弓の一部がシルエットアウト（辺縁が見えなくなる）することがあります．鼻の具合が悪いときなど，気道炎症の悪化時に聴かれます．

まとめ
胸部X線異常のないとき

- 胸部X線異常がなくても聴診では異常を認めることがある．
- 気管支喘息などの気道疾患が代表で，ウィーズ，ロンカイなどの連続性ラ音が聴かれる．

まとめ 一目瞭然！ 肺音と病態の関係

		可能性が高い疾患	聴かれる部位
クラックル	コース・クラックル	細菌性肺炎	肺炎の肺葉，肺区域に一致
		肺水腫	全肺野
		気管支拡張症	中葉舌区，ときに肺底部
	ファイン・クラックル	間質性肺炎	肺底部
		急性過敏性肺炎	全肺野
		慢性過敏性肺炎	主に肺底部
ウィーズ	モノフォニック・ウィーズ	気管支喘息（喘鳴，小発作）	部分的
		中枢気道狭窄（気管腫瘍など）	両肺でほぼ同様に聴かれる
	ポリフォニック・ウィーズ	気管支喘息（中発作，大発作）	広範で両側もある
		COPDの感染増悪	気管の近くで強く聴こえる
	呼気ウィーズ	気管支喘息	軽度から重度までの発作
		胸郭内の気管狭窄	頸部で強く肺野で左右差なし
		強制呼出	頸部でよく聴こえる
	吸気ウィーズ	上気道の狭窄	頸部で強く肺野で左右差なし
		ほぼコントロールできている喘息	肺野の一部のみで聴かれる
	ランブル	気道分泌物の貯留	肺の一部で聴かれる

肺音の特徴	症状と身体所見
治癒に向かいファインに近い音になる．ウィーズを伴うこともある	発熱，膿性痰
	起坐呼吸
ランブル，ロンカイも混じる	副鼻腔炎の合併が多い
吸気後半まで聴かれる	乾性咳嗽，労作時の息切れ
持続も短く軽微	抗原暴露の数時間後に発熱，息切れ
吸気後半まで聴かれる	間質性肺炎とほぼ同じ
ピッチに変動がある	息切れがないことも多い
ピッチがほぼ一定	労作時に息切れ
濁った音で持続が長いほど重症	起坐呼吸が多い
	起坐呼吸が多い
モノフォニックかポリフォニックかが重要	さまざまな程度の喘息発作で聴こえる
モノフォニックでピッチがほぼ一定	労作時に息切れ
最大呼出の終末で聴こえる	まったく無症状
ストライダーでピッチがほぼ一定	労作時に息切れ
モノフォニックで持続も短い	ほぼ無症状
100 Hz 前後の低い不規則な連続音	胸の重苦しさを感じたり，無症状のこともある

参考文献

1) Nakano H, Nakano A：Development of a digital filter to convert mic-sounds to stethoscope-sound. 40th International Lung Sounds Association annual meeting, St. Petersburg, 2015（要約は ILSA のホームページで閲覧できます）
2) Mikami R, Murao M, Cugell DW, et al：International Symposium on Lung Sounds. Synopsis of proceedings. Chest 92：342-345, 1987
3) 世良俊博, 谷下一夫：気管から肺胞に至る気道内流れとガス輸送. Med Imag Tech 20：654-659, 2002
4) 工藤翔二（監）：聴いて見て考える肺の聴診. アトムス, 2014
5) 長坂行雄, 畠中陸郎：呼吸器カンファレンス. 金芳堂, 2015
6) Nagasaka Y, Shimoda T, Yasuda S, et al：Numerical description of vesicular and bronchial breath sounds. 36th Annual Conference of International Lung Sounds Association. 2011
7) Yonemaru M, Kikuchi K, Mori M, et al：Detection of tracheal stenosis by frequency analysis of tracheal sounds. J Appl Physiol 75：605-612, 1993
8) Nagasaka Y, Yasuda S, Ieda Y, et al：Sound spectrogram analysys of vesicular and bronchovesicular breath sounds in asymptomatic asthmatic subjects. Respirology 11：a143, 2006
9) Shimoda T, Nagasaka, Y, Obase Y, et al: Prediction of airway inflammation in patients with asymptomatic asthma by using lung sound analysis. J Allergy Clin Immunol Pract 2：727-732, 2014
10) Habukawa C, Nagasaka Y, Murakami K, et al：High-pitched breath sounds indicate airflow limitation in asymptomatic asthmatic children. Respirology 14：399-403, 2009
11) Donnerberg RL, Druzgalski CK, Hamlin RL, et al：Sound transfer function of the congested canine lung. Br J Dis Chest 74：23-31, 1980
12) 毛利昌史, 本田憲業, 木下幸次郎, 他：臨床検査法としての肺音検査―現状と将来の展望. 臨床病理 30：1207-1215, 1982
13) 長坂行雄, 保田昇平, 家田泰浩, 他：気管支喘息の連続性ラ音解析の試み. 薬理と臨床 14：547-552, 2004
14) Tsuchiya M, Nagasaka Y, Sakaguchi C, et al：Lung sounds in central airways narrowing. 38th International Lung Sounds Association annual meeting, Kyoto, 2013
15) Munakata M, Ukita H, Doi I, et al：Spectral and waveform characteristics of fine and coarse crackles. Thorax 46：651-657, 1991
16) Nath AR, Capel LH：Inspiratory crackles and mechanical events of breathing. Thorax 29：695-698, 1974
17) Piirilä P, Sovijärvi AR, Kaisla T, et al：Crackles in patients with fibrosing alveolitis, bronchiectasis, COPD, and heart failure. Chest 99：1076-1083, 1991
18) Baughman RP, Shipley RT, Loudon RG, et al：Crackles in interstitial lung disease. Comparison of sarcoidosis and fibrosing alveolitis. Chest 100：96-101, 1991
19) Vyshedskiy A, Alhashem RM, Paciej R, et al：Mechanism of inspiratory and expiratory crackles. Chest 135：156-164, 2009
20) 宮城征四郎：II 理学的検査法 13. 胸部. Medicina 23：2236-2242, 1986

21) Bettencourt PE, Del Bono EA, Spiegelman D, et al：Clinical utility of chest auscultation in common pulmonary diseases. Am J Respir Crit Care Med 150：1291-1297, 1994
22) Earis JE, Marsh K, Pearson MG, et al：The inspiratory "squawk" in extrinsic allergic alveolitis and other pulmonary fibroses. Thorax 37：923-926, 1982
23) Cottin V, Donsbeck AV, Revel D, et al：Nonspecific interstitial pneumonia. Individualization of a clinicopathologic entity in a series of 12 patients. Am J Respir Crit Care Med 158：1286-1293, 1998
24) Shirai F, Kudoh S, Shibuya A, et al：Crackles in asbestos workers: auscultation and lung sound analysis. Br J Dis Chest 75：386-396, 1981
25) 長坂行雄：石綿肺. 治療学 40：1207-1211, 2006
26) Davies JC, Kielkowski D, Phillips JI, etal：Asbestos in the sputum, crackles in the lungs, and radiologic changes in women exposed to asbestos. Int J Occup Environ Health 10：220-225, 2004
27) Bourgkard E, Bernadac P, Chau N, et al：Can the evolution to pneumoconiosis be suspected in coal miners? A longitudinal study. Am J Respir Crit Care Med 158：504-509, 1998
28) Nagasaka Y. Lung sounds in bronchial asthma. Allergol Int 61：353-363, 2012

索引

■あ行
- 悪性リンパ腫 79
- 握雪音 56
- アレルギー性鼻炎 72
- イアーチップ 2
- 石綿肺 52, 83
- 異物 41
- ウィーズ 8, 11, 16, 30, 36, 39, 40, 63, 65, 66, 67, 70, 71, 80, 82
- ウェゲナー肉芽腫症 80
- エアー・トラッピング 72

■か行
- 拡散障害 75
- 喀痰 48
- カッピング 67
- 過敏性肺炎 73, 80
- 間質性肺炎 9, 10, 33, 47, 51, 52, 61, 73, 75, 78, 80, 82
- 間質性肺水腫 33
- 癌性リンパ管症 80
- 気管音 27
- 気管支音 15, 27
- 気管支音化 15, 29, 36, 65, 71
- 気管支拡張症 10, 49, 53, 54
- 気管支拡張薬 47
- 気管支結核 31, 43, 82
- 気管支喘息 31, 63, 82
- 気管支の狭窄 30, 36
- 気管腫瘍 30, 41, 82
- 気管の分岐 18
- 気胸 34, 56, 67
- 気道異物 43
- 気道分泌物 40, 48, 66
- 気道攣縮 40
- 吸入ステロイド 9, 63, 71
- 胸水 56
- 胸水貯留 34
- 胸膜摩擦音 16, 56, 73
- 緊張性気胸 67
- クラックル 8, 10, 11, 51, 58, 59, 61, 67, 73, 75, 78, 79, 80, 82, 83

珪肺	52	断続性ラ音	16, 51
結核	79	チェストピース	2
好酸球性肺炎	78, 80	中葉症候群	49
拘束性換気障害	73	中葉舌区症候群	10, 11, 82, 83
誤嚥性肺炎	11, 59	腸雑音	10, 11
コース・クラックル	11, 16, 51, 53, 58, 59, 62	聴診器	2
呼吸音	14, 15	——の当て方	6
——が発生	19	——の選び方	2
——が変化	22	——のメインテナンス	4
——の異常	29	——の持ち方	7
——の減弱	30, 34, 36, 67	聴診部位	9
呼吸のコントロール	8	チョーク・ポイント	42
		通常型間質性肺炎	61, 73
■ **さ行**		低調ウィーズ	16, 39, 40, 47
細菌性肺炎	51, 53, 58, 59, 80	伝導	21
サルコイドーシス	79, 80	特発性間質性肺炎	52
縦隔気腫	56	特発性器質化肺炎	73, 78, 80
縦隔腫瘍	82	努力性肺活量	70
腫瘍	31, 41, 43		
小水泡音	16, 51	■ **な行**	
ショート・ウィーズ	47	肉芽腫性多発血管炎	80
シルエットアウト	82, 83	捻髪音	16, 51
シングルヘッド型	2, 3		
人工呼吸管理	66	■ **は行**	
心房中隔欠損	79	ハイ・カット・フィルター	21, 23
スクイーク	47	肺炎	11, 47, 53, 58, 67, 79
スクイージング	67	肺炎球菌性肺炎	11
スクオーク	46, 47, 52, 61	肺音	14
ストライダー	45, 82	——と病態の関係	84
すりガラス陰影	78, 82	——のカタカナ表記	14
正常呼吸音	26	——の分類	14
喘息	9, 10, 11, 30, 40, 42, 45, 47, 48, 71	肺が固くなる	33
層流	19	肺癌	31
粟粒結核	80	肺機能	69
		肺区域	10
■ **た行**		肺高血圧	79
大水泡音	16, 51	肺小細胞癌	79
多中心性キャスルマン病	80	肺水腫	10, 33, 53, 54, 80
多発性再発性軟骨炎	43	肺と気管支の構造	18
		肺胞音	15, 20, 26, 71
		肺胞出血	75

肺胞性肺水腫	54
肺胞の構造	18
肺門陰影	79
肺門の腫大	79
肺野浸潤影	78
肺葉の構造	18
白色雑音	26
バチ指	61, 83
発生	19
バップ	67
反復性誤嚥性肺炎	59
反復性多発性軟骨炎	82
鼻炎	9, 10
皮下気腫	56
非特異的間質性肺炎	52, 61
ビノーラル	2
びまん性陰影	80
ファイン・クラックル	9, 10, 16, 33, 51, 58, 59, 61, 73, 82
副雑音	14, 16, 38
副鼻腔気管支炎	11
副鼻腔気管支症候群	82
閉塞性換気障害	70
閉塞性細気管支炎	72
ベル型	2
ベルクロラ音	16, 51
ポリフォニック・ウィーズ	42, 44, 63, 65, 71

■ ま行

マイコプラズマ肺炎	59, 78
膜型	2
慢性閉塞性肺疾患	65
モノフォニック・ウィーズ	41, 42, 63, 71

■ や行

| 薬剤性肺炎 | 80 |
| 薬剤性肺障害 | 78 |

■ ら行

ラ音	16
ラトリング	48, 49
ラパポート・スプレーグ型	2, 3
ランゲルハンス細胞組織球症	80
ランブル	9, 10, 11, 16, 39, 40, 47, 53, 63, 72, 82
乱流	19
リットマン型	2, 3
流体力学	19
輪転機雑音	53
リンパ脈管筋腫症	80
ルーチンの聴診部位	9
レイノルズ数	19, 20, 22, 29
レザリー・クレピテーション	49
連続性ラ音	16, 39, 82
ロー・パス・フィルター	21, 23
ロンカイ	11, 16, 39, 47, 48, 82

■ 外国語・その他

air trapping	72
between ear pieces	4
coarse crackles	16
COPD	45, 47, 65, 71, 75, 80
CPFE	61
fine crackles	16
Hamman's crunch	16, 56
Hamman's sign	16, 56
high cut filter	21
leathery crepitation	49
low pass filter	21
rattling	47, 49
rhonchi	16
squawk	46
VAP	67
wheezes	16
white noise	26
1秒率	70
1秒量	70

著者略歴

長坂行雄（ながさか・ゆきお）

1972 年	名古屋市立大学医学部卒
1972 年	大阪大学医学部第 3 内科研究副手
以後	国立療養所近畿中央病院，近畿大学医学部講師，金沢医科大学呼吸器内科助教授，近畿大学医学部第 4 内科助教授を経て
1999 年	近畿大学医学部堺病院呼吸器内科学教授
2012 年	洛和会音羽病院洛和会京都呼吸器センター所長
2013 年	世界肺音学会会長

その間，1978 年に Colorado 大学呼吸器科，1982 年に California 大学 San Francisco 校 Cardiovascular Research Institute 生理学教室に留学．

［著書］

単著・共著　『呼吸器カンファレンス』（共著，金芳堂，2015）
　　　　　　『聴いて見て考える 肺の聴診』（共著，アトムス，2014）
　　　　　　『楽しく学ぶ身体所見－呼吸器診療へのアプローチ』（克誠堂出版，2011）
　　　　　　『ベッドサイドの胸部 X 線の読み方 第 2 版』（中外医学社，1992）

編著・翻訳　『酸素愛用者の挑戦 2』（TL Petty 著，翻訳・編集 2011, E-Pub 2013）
　　　　　　『jmed 10―喘息ならどうする？喘息じゃなかったらどうする？いきなり名医！その咳と喘鳴，本当に喘息ですか？』（編著，日本醫事新報社，2010）

スマホ・PC で聴ける！一番最初に読みたい ナースのための 肺の聴診

2016 年 12 月 20 日　第 1 版第 1 刷 ©

著	長坂行雄　NAGASAKA, Yukio
発行者	宇山閑文
発行所	株式会社金芳堂
	〒 606-8425 京都市左京区鹿ケ谷西寺ノ前町 34 番地
	振替　01030-1-15605
	電話　075-751-1111（代）
	http://www.kinpodo-pub.co.jp/
印刷	亜細亜印刷株式会社
製本	藤原製本株式会社

落丁・乱丁本は直接小社へお送りください．お取替え致します．

Printed in Japan
ISBN978-4-7653-1699-6

JCOPY ＜(社)出版者著作権管理機構 委託出版物＞

本書の無断複写は著作権法上での例外を除き禁じられています．複写される場合は，そのつど事前に，(社)出版者著作権管理機構（電話 03-3513-6969, FAX 03-3513-6979, e-mail: info@jcopy.or.jp）の許諾を得てください．

●本書のコピー，スキャン，デジタル化等の無断複製は著作権法上での例外を除き禁じられています．本書を代行業者等の第三者に依頼してスキャンやデジタル化することは，たとえ個人や家庭内の利用でも著作権法違反です．